国医大师 图说

小儿推拿

◎ 李业甫 主编

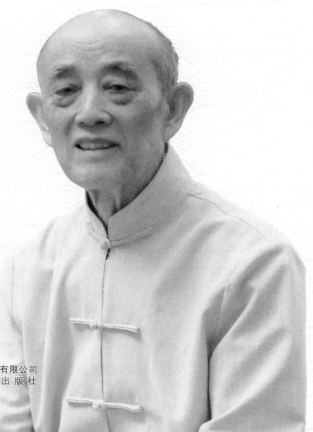

时代出版传媒股份有限公司
安徽科学技术出版社

图书在版编目(CIP)数据

国医大师图说小儿推拿 / 李业甫主编. --合肥:安徽
科学技术出版社,2020.9
ISBN 978-7-5337-7736-4

Ⅰ.①国… Ⅱ.①李… Ⅲ.①小儿疾病-推拿-图解
Ⅳ.①R244.1-64

中国版本图书馆 CIP 数据核字(2018)第 271347 号

GUOYI DASHI TUSHUO XIAO'ER TUINA
国 医 大 师 图 说 小 儿 推 拿　　　　　　　　　　李业甫　主编

出 版 人:丁凌云　　　选题策划:王　宜　　　责任编辑:王　宜
文字编辑:王丽君　　　责任校对:张　枫　　　责任印制:梁东兵
装帧设计:深圳市金版文化发展股份有限公司

出版发行:时代出版传媒股份有限公司　http://www.press-mart.com
　　　　　安徽科学技术出版社　　　　　http://www.ahstp.net
　　　　　(合肥市政务文化新区翡翠路 1118 号出版传媒广场,邮编:230071)
　　　　　电话:(0551)63533330

印　　　制:深圳市精彩印联合印务有限公司　　电话:(0755)26627879－801
(如发现印装质量问题,影响阅读,请与印刷厂商联系调换)

开本:710×1010　1/16　　　印张:15　　　　字数:300 千
版次:2020 年 9 月第 1 版　　2020 年 9 月第 1 次印刷

ISBN 978-7-5337-7736-4　　　　　　　　　　定价:49.00 元

编委会

主　编　李业甫　安徽省中西医结合医院

副主编　孙安达　安徽中医药大学第一附属医院
　　　　吕子萌　安徽中医药大学第一附属医院
　　　　白效曼　安徽中医药大学第一附属医院

编　委（排名不分先后）
　　　　张燕　刘峰　王莉莉　刘晓丽　王国宝
　　　　马楠　姚斐　朱清广　齐敦兴　李韬

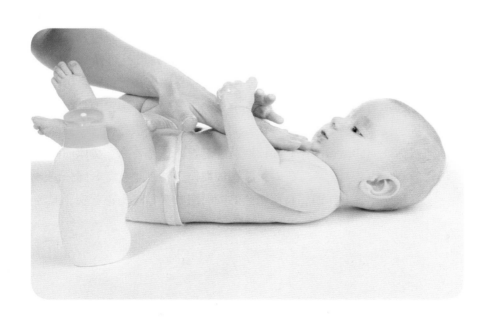

序言

　　对宝宝的按摩手法与成人按摩手法有较大的不同。首先，对宝宝的按摩力度一定要轻，以免伤害其幼嫩的血管和淋巴管，所以对宝宝的按摩准确地说应该叫"抚摩"。其次，对宝宝抚摩的方向也与成人迥异。为宝宝按摩时，按摩者的手要从宝宝的头抚摩到躯体，然后从躯体向外抚摩到四肢。这种按摩手法与一般的成人按摩正好相反。成人按摩是顺着体液回流的方向，有力地沿四肢向心脏移动。尽管宝宝的按摩是按照从上往下的方向进行的，但多数的按摩动作是抚摩或轻柔地捏。捏的时候要轻，以免伤害宝宝娇嫩的血管。捏一下，手指要滑动一下，然后再捏一下。

　　按摩时应把宝宝放在安全的地方。如果你觉得在地板上进行按摩不舒服，那么把宝宝放在床上或椅子上时一定要小心，不能让他滚下来。特别是当宝宝长到11～14周，自己会翻身时，妈妈更要当心。按摩之前应准备好所需物品，还要预先避免突发噪音，保持宁静的氛围。准备活动做好后，为自己选择一个舒适的、能长时间保持的体位。跪姿，特别是跪坐在脚跟上，可能会损伤膝盖韧带。如果开始是这个姿势，最好在帮宝宝翻身按摩背部时变换一下姿势。为了使你的身体保持良好状态，记住按摩时身体弯曲要从臀部弯起，保持背部挺直。腰部弯曲、身体前倾很容易使人疲劳，还可能对背部造成损伤，特别是在腰弯向一侧，做捡毛巾等动作时。身体弯曲的同时扭腰很容易伤害背部。保持

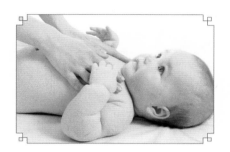 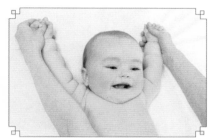

　　良好的姿势，对宝宝的按摩更加有利。按摩时，把手的位置放好后，脊柱前倾，就可以轻松自如地控制按摩的手法了。这对宝宝和按摩者都有好处，因为采用这种姿势按摩，可以缓解按摩者局部肌肉的紧张。为成人按摩，手法要有力，从四肢向心脏方向按摩。而在对宝宝的按摩中，要轻柔地沿着身体向下，从心脏向四肢的方向按摩。

　　注：小儿推拿的对象一般是指6岁以下的小儿，特别是3岁以下的婴幼儿。其治疗范围比较广泛。

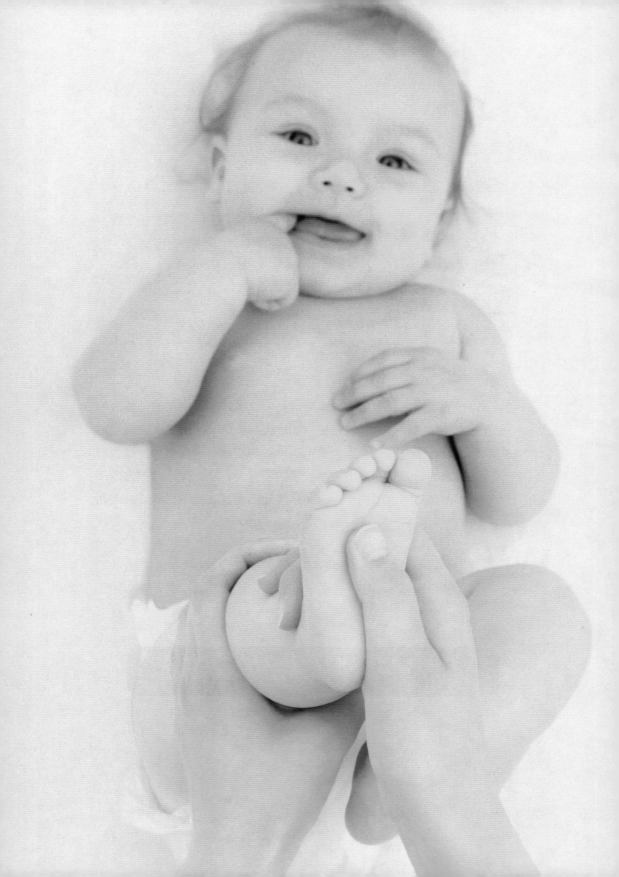

目录

第一章　给孩子治病，用药不如用手

第二章　宝宝身上的穴位枢纽，妈妈一按就知道

第三章 小儿常见病推拿，捏捏按按百病消

第四章 不同体质小儿的推拿方法

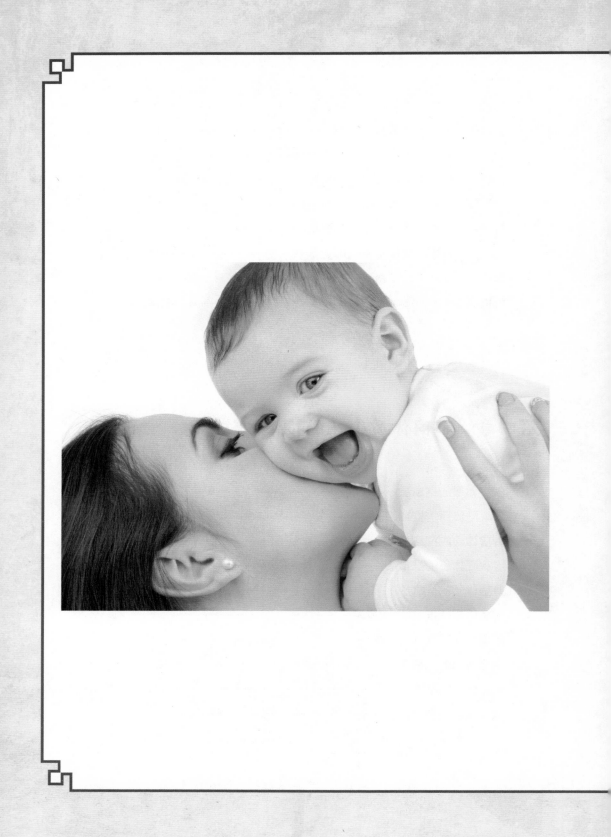

第一章
给孩子治病，用药不如用手

　　推拿医术是中国古老的医治疾病的自然疗法、物理疗法，不需要用药就能达到治病的作用。宝宝生病了，如果妈妈懂得一点简单的推拿按摩方法，不仅能帮助宝宝尽快治好病，还能免去宝宝打针吃药的痛苦。本章节我们就收集了一些简单易学的小儿推拿按摩知识，让妈妈帮宝宝防病治病强身。

从古至今，小儿推拿的形成与发展

　　小儿推拿古称小儿按摩，是以中医基础理论为指导，使用特定手法作用于特定穴位，以平衡机体阴阳、调理脏腑气血功能，从而达到防治疾病目的的一门学科。小儿推拿是古代劳动人民在与疾病的长期斗争过程中不断发展形成的。

　　早在《五十二病方》中就有如"匕周婴儿瘛所"治疗儿科疾病的记载。《素问·血气形志篇》中有"形数惊恐，经络不通，病生于不仁，治之以按摩醪药"按摩治疗疾病的记载。《备急千金要方》中有"小儿虽无病，早起常以膏摩囟上及手足心，甚辟寒风"的记载，详述了多种小儿疾病的膏摩方法及方药，可见小儿按摩疗法在当时比较盛行。

　　至明代《幼科发挥》始见"推拿"一词，出现了《小儿推拿方脉活婴秘旨全书》《小儿推拿秘诀》《小儿按摩经》等大量小儿推拿疗法专著，指出了一批小儿推拿特定穴位，小儿推拿的独特理论体系逐渐形成。

　　清代，小儿推拿得到了进一步发展，专著大量涌现，如《幼科铁镜》《幼科推拿秘书》《厘正按摩要术》《小儿推拿广意》《保赤推拿法》《推拿三字经》等，小儿推拿的特定穴位达247个，可谓资料丰富、手法多样、应用广泛。

　　中华人民共和国成立后，在中医政策的指引下，关于小儿推拿疗法的研究更为深入，如推拿机制、手法、取穴等，多种古代小儿推拿专著重新刊印，临床广泛推行，小儿推拿疗法蓬勃发展。

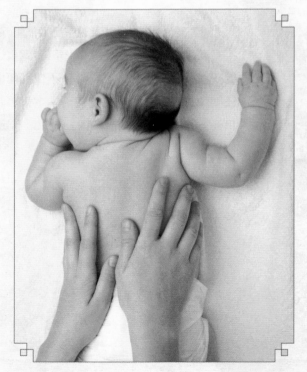

推拿对小儿的好处，父母守护孩子健康的第一课

孩子出生后，父母都希望孩子能健健康康，茁壮成长。推拿通过刺激体表穴位或体表的特定部位，可疏通气血、以外达内，有调整机体功能、增强体质、防病养生的作用。

了解小儿的健康状况防病痛

通过按压刺激小儿的穴位及反射区，孩子轻则出现酸、麻、胀的感觉，重则会出现发软、疼痛的感觉，这是通过推拿作用于相对应的经络、血管和神经所发生的综合反应，因此形成了一般人"痛则不通，通则不痛"的治疗印象。此外，穴位及反射区表皮的冷热温度、硬块肿痛和色泽、肢体关节功能活动度等，都可成为父母了解小儿内脏健康的参考。

运气血，促排毒，助放松

推拿穴位及反射区可促进身体气血的运行，有利于排毒，还可改善皮肤吸收营养的能力和肌肉张力，使身体不紧绷，筋骨不易受伤，有助于身体放松。而人的手与手指都具备了可舒缓疲倦和疼痛的能力，特别是手指，它是人类感觉器官中最发达的部位，父母用手指给小儿推拿是最合适的方法之一。

特效穴位缓解不适效果佳

人体的穴位遍布全身，从头顶到脚底都有治疗疾病的特效穴位。例如，父母按压中府穴对长期郁闷不乐、心情烦躁、时时感到胸闷气短的小儿，有立竿见影的效果。特效穴不但可以针对单一疾病做治疗，还可调理全身生理功能，十分适合小儿保健。

增强免疫力，疾病少造访

长期坚持推拿能增强孩子的食欲，并加强消化吸收功能。孩子吃得好，营养吸收充分，机体的免疫功能自然能得到保证，减少生病。

小儿推拿的疗法特点

整体调理，注重辨证

小儿推拿疗法把小儿机体看作是一个有机的整体，诊疗疾病过程中十分重视整体的调理。《小儿推拿广意》中的"五经"理论认为，小儿是一个对立统一的整体。"小儿百脉汇于两掌"，手掌也可看成是一个整体的缩影，通过对五指的推拿，经过经络气血的作用，就相应地调节了五脏的功能，使其所属的各有关脏腑受滞的气血得以流畅，人体的功能得以恢复与增强。另外尤为重视辨证论治，如《小儿推拿广意》中将腹痛辨为：热腹痛、寒腹痛、气滞食积痛、冷气心痛等，分别记载了不同类型腹痛的推拿治疗取穴以及手法。

特定穴位，讲究配伍

小儿推拿在长期的儿科临床实践中，逐渐验明了一批特定穴位。这些穴位不同于《针灸学》中的特定穴，也不同于一般意义上的十四经穴及经外奇穴。小儿推拿特定穴一般呈点、线、面分布，以双肘、双膝以下者为多。《幼科推拿秘书》记载"某病症，以某穴为主，则众手该用者在前，而此主穴，多用工夫，从其重也。盖穴君臣，推有缓急"，表明了小儿推拿临床应用过程中对于穴位配伍的重视。

操作简便，疗效显著

小儿推拿疗法是古代劳动人民在与疾病的长期斗争过程中不断地积累经验而来，经后世医家的完善发展形成，其操作方法多简便易行，且无毒副作用及额外痛苦，小儿易接受。加之"小儿脏气清灵，随拨随应"。小儿推拿疗法具有疏通气血、调理脏腑、平衡阴阳的功用，经过长期的临床验证，其显著的疗效已深入人心。

能治能防，便于推广

小儿推拿疗法临床治疗应用范围广泛，其疾病预防及日常保健方面的能力也不容忽视。如"摩腹""捏脊"等在日常生活中在一定程度上已广泛应用，深受小儿家长的欢迎。在促进小儿的生长发育、增强免疫力等方面的保健作用也为大家所熟知。

简单有效，一眼望出宝宝的病

　　"望"是中医诊察疾病的主要方法，儿科疾病的诊断也是根据望诊病史资料进行辨证，诊断为某一性质的证候的过程。同时，由于宝宝自身的生理和病理特点，宝宝望诊的运用又与大人有所不同。

望颜色

　　颜部面色是脏腑气血盛衰的外部表现，宝宝面色以红润而有光泽为正常，枯槁无华为不良。中医望诊的主要色泽以五色主病，即赤、青、黄、白、黑。

赤色

病因：提示为热证，气血得热则行，热盛则血脉充盈而见皮肤红。

病症：外感风热：面红耳赤，咳嗽，咽痛；阴虚内热：午后颧红。

青色

病因：多为寒证、痛证、瘀血之证和惊风。

病症：里寒腹痛：面色青白，愁眉苦脸；惊风或癫痫：面青而晦暗，神昏抽搐。

黄色

病因：多属体虚或脾胃湿滞。

病症：脾胃失调：面黄肌瘦，腹部膨胀；肠寄生虫病：面黄无光泽，伴有白斑。

白色

病因：多为寒证、虚证，为气血不荣之候。

病症：肾病：面白且有水肿为阳虚水泛；血虚：面白无华，唇色淡白。

黑色

病因：多为肾阳虚衰，水饮不化，而致气化无力，阴寒内盛，血失温养。

病症：水饮证：目眶周围色黑。

望五官

中医认为，人体内五脏与外在的五官有着密切的关系，脏腑的病变往往反映在五官的变化上。因此，察看五官，可以找到脏腑病变的痕迹。

眼睛——目为肝之窍

观察部位：眼睑、眼球、瞳孔、巩膜、结膜。

正常：目光有神，光亮灵活，肝肾气血充盈。

惊风：两目呆滞或直视上窜。

病危：瞳孔缩小或不等或散大或无反应。

舌头——舌为心之苗

观察部位：舌体、舌质、舌苔。

正常：舌体淡红，活动自如，舌苔薄白而干湿适中。

气血虚亏：舌质淡白。

气滞血瘀：舌质发紫。

邪入营血：舌质红绛。

嘴——脾开窍于口

观察部位：口唇、牙齿、齿龈、口腔黏膜、咽喉。

正常：唇色淡红润泽，齿龈坚固，口中黏膜平滑。

血瘀：唇色青紫。

胃火上冲：齿龈红肿。

鹅口疮：满口白屑。

麻疹早期：两颊黏膜有白色小点，周围有红晕。

耳朵——耳为肾之窍

观察部位：耳朵的轮廓外形、耳内有无分泌物。

正常：耳郭丰厚，颜色红润，即为先天肾气充足。

腮腺炎：以耳垂为中心的周缘可见弥漫肿胀。

中耳炎：耳内疼痛流脓，多为肝胆火盛。

鼻子——肺开窍于鼻

观察部位：有无分泌物以及分泌物的形状以及鼻子的外观。

正常：鼻孔呼吸正常，无鼻涕外流，鼻孔湿润。

感冒：鼻塞流清涕，为外感风寒引起的感冒；鼻流黄浊涕，为外感风热引起的感冒。

肺热：鼻孔干燥。

查指纹

指纹是指宝宝食指虎口内侧的桡侧面所显露的一条脉络，按指节可分为风关、气关、命关三部分。在光线充足的地方，一手捏住宝宝食指，用另一手拇指桡侧从宝宝食指段命关到风关，用力且适中地推几下，指纹即显露。

正常：淡红略兼青，不浮不沉，隐现于风关之上。

病症：浮沉分表里，红紫辨寒热，三关测轻重。

察二便

宝宝大小便的变化对疾病诊断有一定意义，尤其是腹泻的患儿来看病时，家长要带一份新鲜的大便给医生，便于做化验检查。若发现小便不正常时，就需带一瓶清早的第一次小便做化验检查。

大便

正常：颜色黄而干湿适中，新生儿以及较小婴儿的大便较稀薄。

内伤乳食：大便稀薄。

内有湿热：大便燥结。

细菌性痢疾：大便可见赤白黏冻，为湿热积滞。

小便

正常：尿色多清白或微黄。

疳证：小便浑浊如米泔水，为饮食失调，脾胃虚寒，消化不佳。

黄疸：小便色深黄多为湿热内蕴。

了解孩子的发育成长规律

体重

　　体重是衡量体格生长的重要指标，也是反映宝宝营养状况最易获得的灵敏指标。宝宝体重的增长不是等速的，年龄越小，增长速度越快。出生最初的6个月呈现第一个生长高峰，尤其是前3个月；后半年起逐渐减慢，此后稳步增长。出生后前3个月每月体重增长700～800克，4～6个月每月体重增长500～600克，故前半年每月体重增长600～800克；

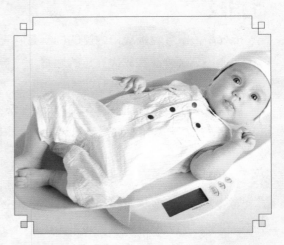

下半年每月体重增长300～400克。出生后第二年全年体重增长2.5千克左右，2岁至青春期前每年体重稳步增长约2千克。

身高

　　身高受种族、遗传、营养、内分泌、运动和疾病等因素影响，短期的病症与营养状况对身高的影响并不显著，但是与长期营养状况关系密切。身高的增长规律与体重相似，年龄越小增长越快，出生时身长平均为50厘米，生后第一年身长增长约为25厘米，第二年身长增长速度减慢，平均每年增长10厘米左右，即2岁时身长约85厘米。2岁以后身高平均每年增长5～7厘米，2～12岁身高（长）的估算公式为：年龄×7+70厘米。

头围

　　头围的大小与脑的发育密切相关。神经系统，特别是人脑的发育在出生后头两年最快，5岁时脑的大小和重量已经接近成人水平。头围也有相应改变，出生时头围相对较大，约为34厘米，1岁以内增长较快，6个月时头围为44厘米，1岁时头围为

46厘米，2岁时平均为48厘米，到5岁时为50厘米，15岁时为53～58厘米，与成人相近。

胸围

胸围大小与肺和胸廓的发育有关。出生时胸围平均为32厘米，比头围小1～2厘米，1岁左右胸围等于头围，1岁以后胸围应逐渐超过头围，头围与胸围的增长曲线形成交叉。头围、胸围增长曲线的交叉时间与儿童的营养和胸廓发育有关，发育较差者头围、胸围生长曲线交叉时间延后。

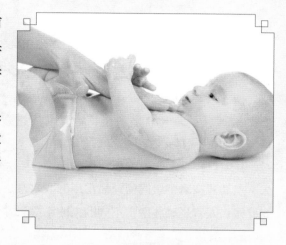

前囟

前囟为额骨和顶骨形成的菱形间隙，前囟对边中点长度在出生时为1.5～2.0厘米，后随颅骨发育而增大，6个月后逐渐骨化而变小，多数在1.0～1.5岁时闭合。前囟早闭常见于小头畸形，晚闭多见于佝偻病、脑积水或克汀病。前囟是小窗口，它能直接反映许多疾病的早期证候，前囟饱满常见于各种原因的颅内压增高，是婴儿脑膜炎的重要证候，囟门凹陷多见于脱水。

脊柱

新生儿的脊柱仅轻微后凸，当3个月抬头时，出现颈椎前凸，细微脊柱的第一弯曲；6个月后能坐，出现第二弯曲，即胸部的脊柱后凸；到1岁时开始行走后出现第三弯曲，即腰部的脊柱前凸。至6～7岁时，被韧带所固定形成生理弯曲，对保持身体平衡有利。坐、立、行姿不正及骨骼病变可引起脊柱发育异常或造成畸形。

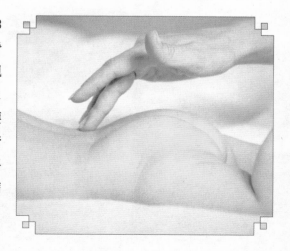

妈妈需要学的4种简单的找穴技巧

在进行小儿推拿的时候，找穴位是最重要的步骤，想要疗效好，就得找对穴位的位置。下面，我们给妈妈们介绍一些比较简单易学的找穴法宝。

手指度量法

利用自身手指作为测量穴位的尺度，中医称为"同身寸"。"手指同身寸取穴法"是幼儿按摩中最简便、最常用的取穴方法。"同身"，顾名思义就是同一个人的身体。人有高矮胖瘦，不同的人的手指尺寸长短也不一样。因此，找小儿身上的穴位时，要以小儿自身的手指作为参照物，切勿用大人的手指去测量。

1寸：大拇指指幅横宽。

1.5寸：食指和中指二指指幅横宽。

2寸：食指、中指和无名指三指指幅横宽。

3寸：食指、中指、无名指和小指四指指幅横宽。

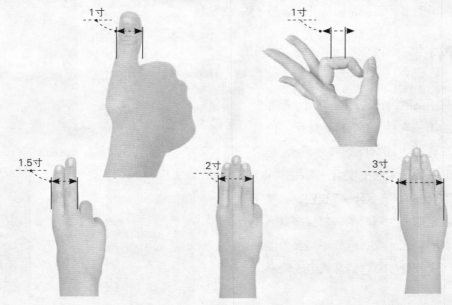

感知找穴法

身体感到异常的时候，用手指压一压，捏一捏，摸一摸，如果触摸时有痛感、硬结、痒等感觉，或和周围的皮肤有温度差异如发凉、发烫，或皮肤出现黑痣、斑点，那么那个地方就是你所要寻找的穴位。感觉疼痛的部位，或者按压时有酸、麻、胀、痛等感觉的部位，可以作为"阿是穴"治疗。阿是穴一般在病变部位附近，也可在距离病变部位较远的地方。

感知找穴法相对其他找穴法要简便随意，并且效果一点都不逊色。

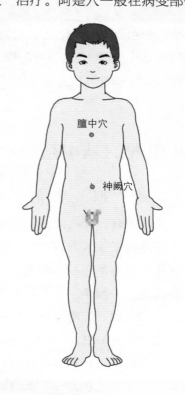

体表标志参照法

固定标志：常见判别穴位的标志有眉毛、乳头、指甲、趾甲、脚踝等。如神阙位于腹部脐中央，膻中位于两乳头中间。

动作标志：需要做出相应的动作姿势才能显现的标志，如张口取耳屏前凹陷处即为听宫穴。

身体度量法

利用身体及线条的部位作为简单的参考度量，中医称为"骨度分寸"。如眉间（印堂穴）到前发际正中为3直寸；两乳头之间（膻中穴）为8寸；胸骨体下缘至脐中为8寸；脐孔至耻骨联合上缘为5寸；肩胛骨内缘至背正中线为3寸；腋前（后）横纹至肘横纹为9寸；肘横纹至腕横纹为12寸；股骨大粗隆（大转子）至膝中为19寸；膝中至外踝尖为16寸；胫骨内侧髁下缘至内踝尖为13寸。

小儿的生理与病理特点
——细致养护需了解

小儿的生理结构及其生理功能尚未发育完全，因此与成人是有所区别的。那么小儿的生理特点与病理特点是怎样的呢？又独特在哪？与大人都有什么不同？这里，我们来为您逐一阐述。

小儿生理的基本特点

脏腑娇嫩，形气未充

"脏腑娇嫩，形气未充"概括地说明小儿处于生长发育时期，其机体脏腑的形态都还没有成熟，各种生理功能尚未健全。小儿脏腑柔弱，对病邪侵袭、药物攻伐的抵抗和耐受能力都比较低。这就是为什么与成人相比，小儿更容易感受风寒或风热邪气，出现发热、鼻塞流涕、咳嗽等症状；为什么小儿在使用攻伐之品的时候，与成人相比，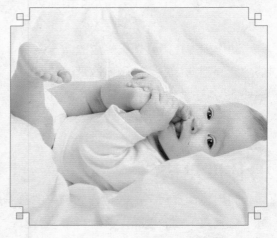用量也会偏小、禁忌相对较多的原因。小儿形、气，即五脏六腑、四肢百骸、气血津液等，均未充盈，小儿的语言能力、行为能力都比成人差，生殖能力直到青春期后才能逐步完善等。

小儿的脏腑娇嫩，其中又以肺、脾、肾三脏不足更为突出。这是由于小儿出生后肺脏、脾脏、肾脏皆成而未全、全而未壮。古代医家把小儿"阳常有余，阴常不足；肝常有余，脾常不足；心常有余，肺常不足；肾常虚"这种三有余、四不足的生理现象称为"稚阴稚阳"。

生机蓬勃，发育迅速

由于脏腑娇嫩，形气未充，所以在生长发育过程中，小儿的体格、智力以及脏腑功能，都不断地趋向完善、成熟。如小儿的身长、胸围、头围随着年龄的增加而增长，小儿的思维、语言、动作能力随着年龄的增加而迅速地提高。小儿的年龄越小，生长越快。古代医家把小儿这种生机蓬勃、发育迅速的生理现象称为"纯阳"。

小儿病理的基本特点

发病容易，转变迅速

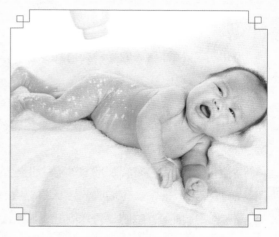

小儿脏腑娇嫩，形气未充，为"稚阴稚阳"之体。年龄越小，机体功能越脆弱，小儿抵御外邪的能力较弱，对病邪抵抗力较差，且小儿冷暖不知自调，饮食不知自节，对自然界适应力较差，一旦调护失宜，在外容易被外邪所伤，如感冒、咳嗽、肺炎等；在内容易为饮食所伤，如消化不良、胃胀、腹泻等。表现出比成人更容易生病，且年龄越小、发病率越高的特点。小儿容易发病，突出表现在肺、脾、肾系疾病及传染病方面。

小儿病变迅速的病理特点，主要表现在寒热虚实的迅速转化方面，即易虚易实、易寒易热的病理表现特点。易虚易实是指小儿一旦患病，则邪气易实，而机体的正气易虚，病之初常见邪气呈盛势的实证，但可迅速出现正气被损的虚证或虚实并见、错综复杂的病症表现。易寒易热主要是指在疾病过程中，由于小儿"稚阴未长"，故易见阴伤阳亢，表现为热证；又由于小儿"稚阳未充"，故容易出现阳气虚衰，表现为阴寒证。

脏气清灵，易趋康复

与成人相比，小儿为纯阳之体，生机蓬勃，活力充沛，脏气清灵，病因单纯，少有七情（喜、怒、忧、思、悲、恐、惊）的伤害。在患病后，只要经过及时恰当的治疗和护理，病情好转就会比成人快。因而，小儿虽具有发病容易、转变迅速的特点，但一般说来，病情好转的速度较成人更为迅速，疾病治愈的可能也较成人更大。

小儿推拿常见润肤剂

小儿推拿介质的选用恰当与否，关系着最终的治疗效果。需要注意的是，小儿的皮肤幼嫩，易过敏，在运用介质进行大面积推拿前，父母应蘸取少许介质到小儿皮肤上，观察是否有过敏反应。

汁剂

即挤压药材鲜品等取汁，亦可加少量清水制成水剂。

▶大葱汁：大葱有发汗解表、通阳利水的作用。蘸其汁进行推拿，可增强治疗风寒头痛、鼻塞、流清涕等病症的效果。

▶生姜汁：生姜有解表散寒、温中止呕的作用。蘸其汁进行推拿，可增强治疗风寒感冒、头痛无汗、背冷项强、咳喘、胃寒呕吐、腹部冷痛等病症的效果。

▶大蒜汁：大蒜有温中健脾、杀虫止痒的作用。蘸其汁进行推拿，可增强治疗小儿感冒、咳嗽、疹子瘙痒红肿等病症的效果。

▶薄荷汁：薄荷有散风清热、解郁透表的作用。蘸其汁进行推拿，可增强治疗小儿外感风热、头痛、鼻塞、发热、汗出恶风、咽喉肿痛、咽痒、口腔溃疡、风火牙痛等病症的效果。

▶荸荠汁：荸荠有清热明目、消积化痰的作用。蘸其汁进行推拿，可增强治疗小儿脾虚发热、疳积等病症的效果。

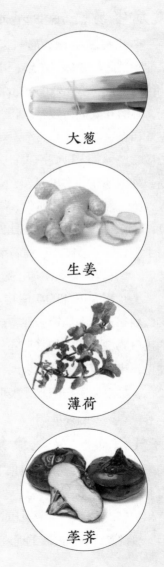

大葱

生姜

薄荷

荸荠

▶藿香汁：藿香有解暑化浊、理气和中的作用。蘸其汁进行推拿，可缓解小儿中暑头痛、恶心、呕吐等病症。

▶荷叶汁：荷叶有升发清阳、清热解暑、散瘀止血的作用。蘸其汁进行推拿，可增强治疗小儿夏季中暑、头痛、头胀、不思饮食等病症的效果。

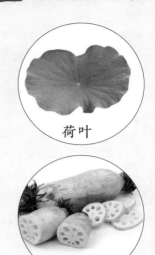

荷叶

▶莲藕汁：生莲藕有清热生津、凉血散瘀的作用。蘸其汁进行推拿，可增强治疗小儿疳积、皮肤瘙痒等病症的效果。

▶鸡蛋清：鸡蛋清有补益脾胃、润泽肌肤、消肿止痛的作用。蘸蛋清进行推拿，可增强治疗小儿发热、咳嗽、疳积、皮肤干燥等病症的效果。

莲藕

水剂

水剂是用温水浸泡某些药物的水溶液（浸泡时应不断搅拌）。一般来说，花草叶类的药物需浸泡20～30分钟，如麻黄、菊花、淡竹叶等；木质类的药物浸泡时间较长，约1小时或更长时间。

▶麻黄浸液：麻黄有发汗解表、平喘利尿的作用。蘸其液进行推拿，可增强治疗小儿风寒感冒表实证之发热无汗、头身疼痛等病症的功效。

▶桂枝浸液：桂枝有解肌发汗、温经通阳的作用。蘸其液进行推拿，可增强治疗小儿风寒感冒、头痛、小便不利等病症的效果。

▶菊花浸液：菊花有散风清热、明目的作用。蘸其液进行推拿，可增强治疗小儿感冒、头痛发热、目赤肿痛等病症的效果。

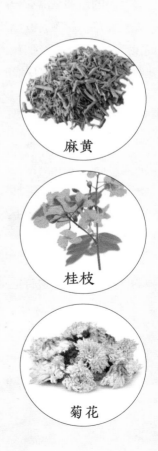

麻黄

桂枝

菊花

▶淡竹叶浸液：淡竹叶有清心除烦、利尿解渴的作用。蘸其液进行推拿，可增强治疗小儿发热、烦躁等病症的效果。

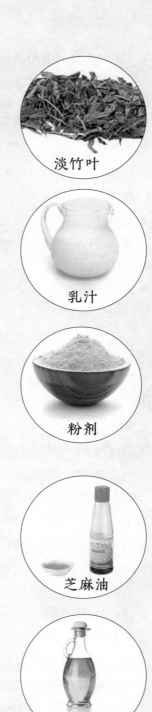

淡竹叶

乳汁

取健康妇女的乳汁，亦可用鲜牛奶代替。乳汁有补虚益气、清热润燥、滋阴血、益心气、和肠胃的作用。蘸乳汁进行推拿，可增强治疗小儿目赤流泪、疳积、腹痛、腹胀、腹泻等病症的效果。

乳汁

粉剂

最常用的粉剂是滑石粉或以滑石粉为主的粉剂，如婴儿痱子粉等，有清热渗湿、润滑皮肤、防损止痒的作用。推拿时使用粉剂，可增强治疗小儿发热、皮肤瘙痒等病症的效果。

粉剂

油剂

油剂是用生活中常见的油类作为介质，最常用的有芝麻油、清凉油等。

▶芝麻油：芝麻油有补虚健脾、润燥的作用。蘸此油进行推拿，可增强治疗小儿疳积、腹胀等病症的效果。

芝麻油

▶清凉油：清凉油有散风消肿、止痛止痒、醒神的作用。蘸此油进行推拿，可增强治疗小儿夏季中暑、头晕等病症的效果。

清凉油

深入了解小儿推拿是治愈疾病的良好开端

在给小儿进行推拿前深入了解推拿基本常识是很有必要的，这既能让我们更好地学习推拿操作，又能为孩子提供更舒适、更体贴的服务。

小儿推拿手法的基本要求

推拿前

小儿状态：小儿过饥或过饱时，均不利于推拿疗效的发挥。因此，在小儿哭闹时，要先安抚好小儿的情绪再进行推拿，以达到更好的保健效果。

环境选择：首先需营造一个安静、温暖(室温28℃左右)且舒适的环境与氛围。应选择避风、避强光、噪声小的地方。室内应保持安静、整洁，空气清新、温度适宜。

清洁手部：按摩前父母要摘下戒指、手镯、手表等饰物，洗净双手，剪短指甲。刚剪过的指甲，一定要用指甲锉锉平，以免操作时误伤小宝宝。另外，可在孩子的身上涂抹一些痱子粉或滑石粉，在推拿时能对孩子的肌肤起到一定的保护作用。

搓热孩子的手掌：推拿前让孩子自己搓热双手，可提高推拿的疗效。冬季为宝宝做推拿前，父母应该先搓暖自己的双手。

推拿中

小儿推拿手法的操作顺序：一般先头面部，次上肢，再胸腹腰背，最后是下肢；也可先重点，后一般；或先主穴，后配穴。"拿、掐、捏、捣"等强刺激手法，除急救以外，一般放在最后操作，以免小儿哭闹不安，影响治疗的进行。

姿势适当：在施行手法时要注意小儿的体位姿势，原则上以使小儿舒适为宜，能消除其恐惧感，同时还要便于操作。

明确诊断，选用穴位：这是推拿中最重要的一点，小儿推拿治疗前，必须有明确的诊断。如果家长不能肯定，请先送至医院就诊。每次给孩子推拿最好只针对一个毛病，如果保健和治疗目的太多、推拿的穴位太杂，会影响最终治疗效果。推拿时穴位可以较治疗时少取，刺激程度应略低。

力道平稳：小儿推拿手法的基本要求是均匀、柔和、轻快、持久。力道不可忽轻忽重，宜平稳、缓慢进行。推拿动作不一定要按照步骤来，应灵活应用，让小儿感到舒适即可。

推拿时间：一般情况下，小儿推拿一次总的时间为10～20分钟。但是由于病情和小儿年龄的不同，在推拿次数和时间上也有一定的差别。年龄大、病情重，推拿次数多，时间相对较长。反之，次数少，时间短。一般每日1次，重症每日2次。需长时间治疗的慢性病7~10天为1个疗程。1个疗程结束后，可休息数日，然后进行下一个疗程。

推拿后

注意适量补水：推拿完后让孩子喝300～500毫升的温开水，可促进新陈代谢，有排毒的疗效。

注意保暖：推拿后要注意避风，忌食生冷。若要将小儿身上的介质清洁干净，应当使用温水将手、脚洗净，并且双脚要注意保暖。

避免剧烈运动：按摩后适当静养休息，不可进行剧烈运动，以利于经络平稳运行，达到较好的按摩效果。

小儿推拿次数和补泻手法

推拿的次数

推拿次数，是指运用手法在穴位上操作次数的多少。适当的次数能使疾病很快痊愈，若次数少就起不到治疗作用；次数过多则无益甚至有害。《推拿三字经》曰："大三万，小三千，婴三百，加减良"。一般而言，手法次数的多寡，应根据患儿年龄大小、病症虚实、病情轻重酌情增减，灵活掌握。小儿推拿的频率应以每分钟150～200次为宜。

推拿的补泻手法

方向补泻法：在穴位上做向心性方向直推为补，离心性方向直推为泻。推五经时，旋推为补，直推为泻。顺着经脉走向操作为补，逆着经脉走向操作为泻。用摇法和推法时，向里为补，向外为泻。在穴位上来回推，或左右各推半数，为平补平泻。

快慢补泻法：一般认为，操作频率缓慢者为补，操作频率快疾者为泻。

次数补泻法：一般而言，小儿、体弱、虚证者，手法次数宜少，为补法。

轻重补泻法：指在穴位上操作时手法用力的大小。轻手法为补，重手法为泻。

父母必学的小儿基础推拿手法

推法

直推法：用拇指、食指或中指任一手指指腹在皮肤上做直线推动。

旋推法：用拇指指腹在皮肤上做顺、逆时针推动。

分推法：用双手拇指指腹按在穴位上，向穴位两侧方向推动。

手法要领：力度由轻至重，速度由慢至快。对初次接受治疗者需观察反应，随时询问其感觉以便调节。

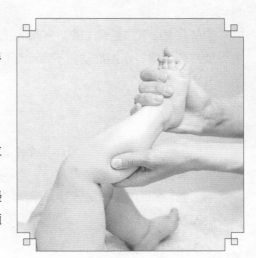

揉法

用指端或大鱼际或掌根或手肘，在穴位或某一部位上做顺、逆时针方向旋转揉动。

手法要领：手指和手掌应紧贴皮肤，与皮肤之间不能移动，而皮下的组织被揉动，幅度可逐渐加大。

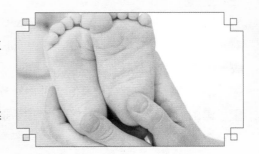

按法

用手指或手掌在身体某处或穴位上用力向下按压。

手法要领：按压的力量要由轻至重，使患部有一定压迫感后，持续一段时间，再慢慢放松。

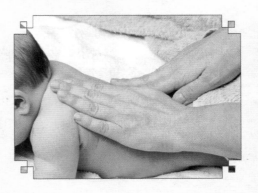

运法

以拇指或食指的螺纹面着力，附着在施术部位或穴位上，做由此穴向彼穴的弧形运动，或在穴周做周而复始的环形运动。

手法要领：宜轻不宜重，宜缓不宜急，要在体表旋转摩擦推动，不带动深层肌肉组织。

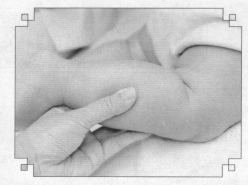

掐法

用拇指、中指或食指在身体某个部位或穴位上做深入并持续的掐压。

手法要领：力度需由小到大，使其作用为由浅到深。

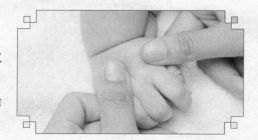

拿法

用拇指与食指、中指或其他手指相对做对应钳形用力，捏住某一部位或穴位，做一收一放或持续的揉捏动作。

手法要领：腕部放松灵活，要由轻到重，再由重到轻。力量集中于指腹和手指的整个掌面。

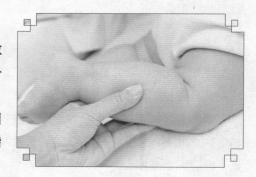

搓法

用双手在肢体上相对用力进行搓动的一种手法。

手法要领：频率一般为30~50次/分，搓动速度开始时由慢至快，结束时由快至慢。

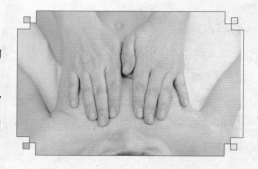

摇法

以关节为轴心，做肢体顺势轻巧的缓慢回旋运动。

手法要领：摇动的动作要缓和稳妥，速度要慢，幅度应由小到大，并要根据病情适可而止。

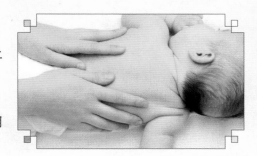

擦法

用手指或手掌或大、小鱼际在皮肤上进行直线来回摩擦的一种手法。

手法要领：在操作时多用介质润滑，防止皮肤受损。以皮肤发红为度，切忌用力过度。

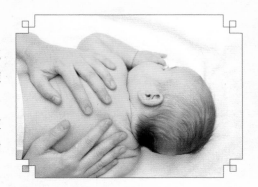

摩法

用手指或手掌在身体某一部位或穴位上，做皮肤表面顺、逆时针方向的回旋摩动。

手法要领：手指或手掌不要紧贴皮肤，在皮肤表面做回旋性的摩动，作用力温和而浅表，仅达皮肤与皮下。

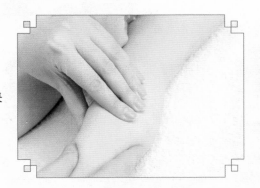

捏法

用拇指和食、中两指相对，挟提皮肤，双手交替捻动，向前推进。

手法要领：力度可轻可重，速度可快可慢。可单手操作，也可双手操作。

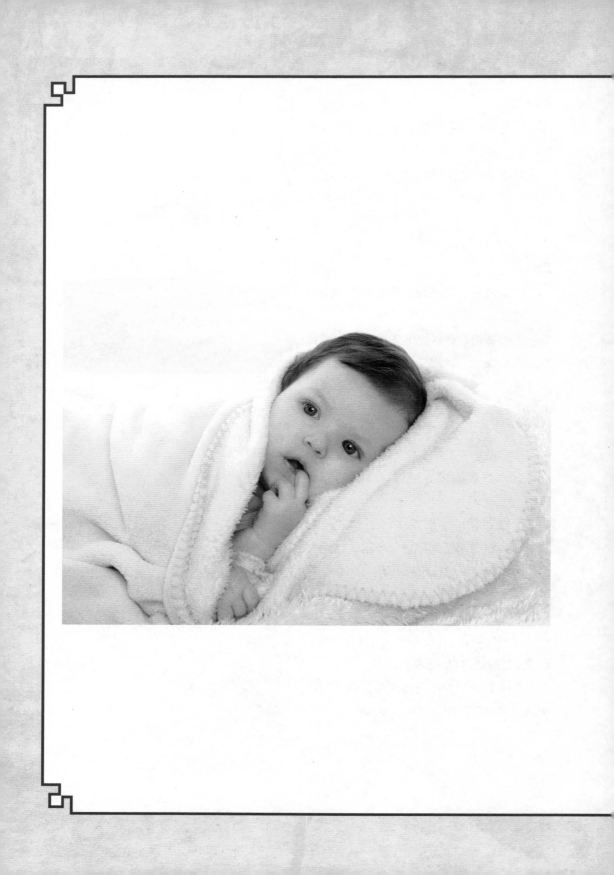

第二章
宝宝身上的穴位枢纽，
妈妈一按就知道

　　如果宝宝身体出现问题，可以通过推拿宝宝身体上的穴位进行治疗。中医说：人体是以五脏为中心，通过经络联络全身的有机整体。通过推拿经络，使其体内相应的脏腑产生相应的生理变化，可以增强宝宝的抵抗力，还可以起到预防和治疗疾病的作用。

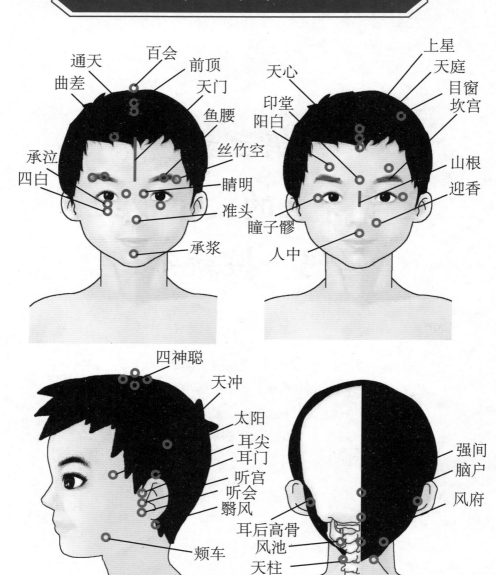

头面部按摩常用穴位

开天门 ❮镇静安神、开窍醒脑❯

开天门是小儿推拿外感四大手法之首，用于治疗感冒、头痛、流鼻涕等。此法助睡眠效果非常不错，使用这个手法，过不了多久，宝宝就睡着了。

【穴位定位】
天门又名攒竹，为两眉头连线的中点至前发际成一条直线，简单地说就是额头的正中线。

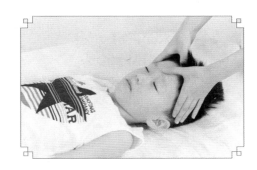

【功效主治】小儿头痛、小儿惊风、小儿发热、感冒、精神萎靡、惊烦不安等病症。

【按摩方法】用拇指以适宜的力度揉按天门穴10次，然后先顺时针，再逆时针，各揉20圈。

推坎宫 ❮疏风解表、醒脑明目❯

推坎宫对于治疗外感十分有效，对于治疗急性结膜炎效果更好。春季是结膜炎发作的高峰期，如果孩子眼睛发红、发痒，就可以多给宝宝推推坎宫。

【穴位定位】
坎宫位于自眉心起沿眉向眉梢成一横线。

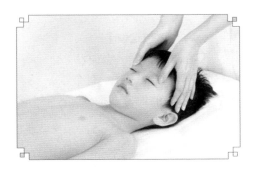

【功效主治】小儿发热、小儿惊风、小儿头痛、目赤肿痛等病症。

【按摩方法】用两手拇指螺纹面着力自眉心向眉梢分向推动，按摩力度由轻柔至深透，以眉心微微发红为度，常规按摩30~50次。

点按上星 ◀ 熄风清热、宁神通鼻 ▶

当孩子哭闹不安时，家长可以用拇指按揉孩子头部的上星穴，按揉一会后孩子便会安静下来。

【穴位定位】
上星位于头部，当前发际正中直上1寸。

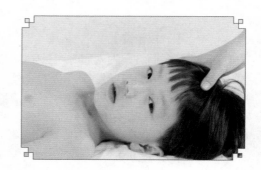

【功效主治】 小儿头痛、惊风、发热、感冒、精神萎靡、惊烦不安等病症。

【按摩方法】 用食指（或拇指）指腹点按上星穴1~3分钟，以局部有酸胀感为度。

揉按天庭 ◀ 宁神醒脑、降逆平喘 ▶

孩子感冒后，往往会伴随咳嗽的症状，甚至出现气急喘促的现象。这时，父母可掐按孩子的天庭穴来缓解症状。

【穴位定位】
天庭位于头部，当前发际正中直上0.5寸，有个凹下去的地方即是。

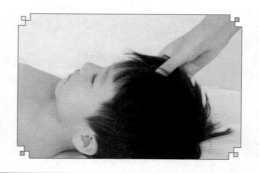

【功效主治】 小儿打嗝、咳喘、急性鼻炎、泪腺炎、小儿鼻塞、流清涕、口眼㖞斜等病症。

【按摩方法】 用拇指指腹先顺时针再逆时针方向揉按天庭穴2~3分钟，每天1~2次。

揉按天心　《 疏风解表、镇惊安神 》

　　天心穴有疏风镇惊的作用，若孩子头痛不适、哭闹，按揉此穴可让孩子安静下来。可与开天门配合使用。

【穴位定位】
天心位于额头正中，头发的下方部位。

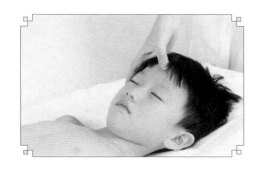

【功效主治】小儿头痛、眩晕、失眠、鼻窦炎、鼻塞、小儿发热、流涕等病症。

【按摩方法】用拇指指腹先顺时针再逆时针方向揉按天心穴2分钟，每天2次。

揉按印堂　《 清头明目、通鼻开窍 》

　　每天用拇指和食指捏起小儿两眉间的皮肤稍向上拉100次，可激发阳气，使头脑反应敏锐，增强记忆力，保护视力。

【穴位定位】
印堂位于额部，当两眉头之中间。

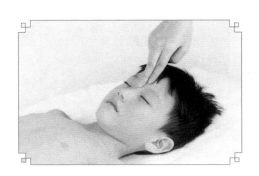

【功效主治】小儿惊风、感冒、头痛、鼻塞、流涕、鼻炎、昏厥、抽搐等病症。

【按摩方法】用食指、中指指腹点揉印堂穴12次，再用拇指指甲掐按印堂穴5次，以局部皮肤潮红为度。

揉按太阳 宁神醒脑、祛风止痛

按摩太阳穴有疏风解表、清热、明目、止头痛的作用。此穴阳气盛，是寒邪的克星。揉太阳可以较好地预防和治疗感冒。

【穴位定位】
太阳位于颞部，当眉梢与目外眦之间，向后约一横指的凹陷处。

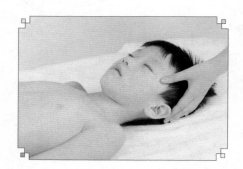

【功效主治】小儿头痛、偏头痛、眼睛疲劳、牙痛、发热、惊风、目赤肿痛等病症。

【按摩方法】用一手拇指指腹紧贴太阳穴，按顺时针的方向揉按30～50次。用相同手法揉按另一侧太阳穴。

揉耳后高骨 疏风解表、安神止痛

按摩耳后高骨穴具有疏风解表、镇静安神的作用，对于治疗感冒引起的头痛、发热、烦躁不安等疗效显著，对于治疗鼻炎效果也很好。

【穴位定位】
耳后高骨位于两侧耳后入发际、乳突后缘高骨的凹陷中。

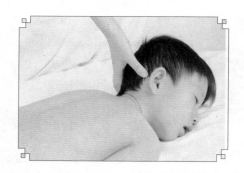

【功效主治】小儿感冒、头痛、惊风、烦躁不安等病症。

【按摩方法】用拇指或中指指端按揉，称按揉耳后高骨。通常按揉1～2分钟。

掐按山根 ⟨ 醒目定神、开关窍 ⟩

孩子出现昏迷、抽搐、惊风等病症时，可以用拇指在山根穴上掐压，以缓解病症。

【穴位定位】
山根位于两眼内眦连线中点与印堂之间的斜坡。

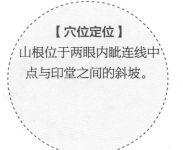
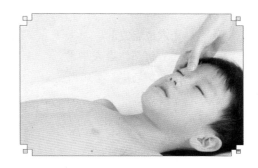

【功效主治】小儿惊风、昏迷、抽搐、目赤肿痛、鼻塞不通等病症。

【按摩方法】用拇指指端掐按山根穴30次，以局部有酸痛感为度。

掐按准头 ⟨ 疏风解表、治鼻炎 ⟩

掐按准头穴对小儿鼻部不适有一定的缓解作用，如感冒时引起的鼻塞，鼻炎引起的鼻干、鼻痒等。

【穴位定位】
准头位于鼻尖端。

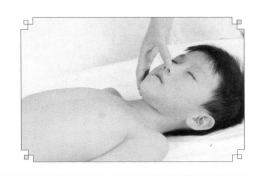

【功效主治】小儿感冒、鼻干、鼻塞、慢惊风等病症。

【按摩方法】用拇指指尖掐压准头穴3～5次，然后将中指指腹点按在准头穴上，以顺时针的方向揉按50～100次。

掐按人中 ◀ 醒神开窍、解痉通脉 ▶

遇到中暑、昏迷等突发急症时，我们往往会想到掐人中穴这个急救办法。其实经常揉按人中穴还能强健小儿筋骨。

【穴位定位】
人中位于面部，当人中沟的上1/3 与中1/3 交点处。

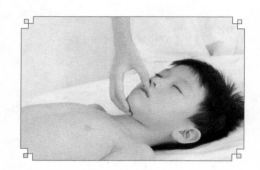

【功效主治】小儿惊风、昏迷、中暑、窒息、惊厥、抽搐、口眼㖞斜等病症。

【按摩方法】用拇指指端掐按人中穴20～40次，以局部有酸痛感为度。

揉按目窗 ◀ 补气壮阳、清头目 ▶

目窗穴在头部眼目的上方，善治眼疾，犹如明目之窗。孩子长时间用眼，出现视物模糊、视力下降等眼部疲劳症状时，家长不妨按揉孩子此穴。

【穴位定位】
目窗位于头部，当前发际上1.5寸，头正中线旁开2.25寸。

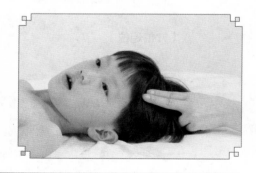

【功效主治】小儿头痛、目眩、癫痫、目赤肿痛等病症。

【按摩方法】将食指、中指伸直并拢，用指腹揉按目窗穴1～3 分钟，以局部皮肤发热为度。

揉按前顶 ◀ 清热泻火、宁神 ▶

前顶穴位于头部，有宁神泻火的功效。经常按揉此穴，对于头面部的病症可以起到缓解和治疗的效果。

【穴位定位】
前顶位于头部，当前发际正中直上3.5寸（百会前1.5寸）。

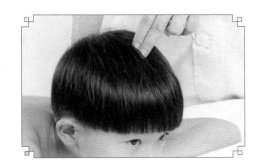

【功效主治】小儿头痛、头晕、目眩、目赤肿痛、惊痫等病症。

【按摩方法】将食指、中指并拢，用指腹按揉前顶穴1～3分钟，以局部有酸胀感为度。

揉按百会 ◀ 升阳举陷、益气固脱 ▶

百会穴与脑密切相关，是调节大脑功能的要穴。父母经常刺激小儿此穴，可帮助其开发智力。

【穴位定位】
百会位于头部，当前发际正中直上5寸，或两耳尖连线的中点处。

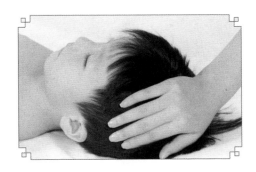

【功效主治】小儿头痛、目眩、失眠、焦躁、惊风、脱肛、遗尿、慢性腹泻等病症。

【按摩方法】将手掌置于百会穴上，先以顺时针方向揉按50次，再以逆时针方向揉按50次，每天2～3次。

揉按四神聪 〈 益智补脑、止头痛 〉

脑为元神之府，四神聪穴在头顶百会穴四周。刺激该穴可促进头部血液循环，起到醒神益智、助眠安神、增强记忆力的作用。

【穴位定位】
四神聪位于头顶部，当百会前后左右各1寸，共4穴。

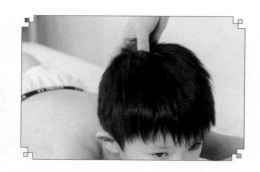

【功效主治】小儿多动症、大脑发育不全、头痛、眩晕、失眠、夜啼、惊风等病症。

【按摩方法】用拇指指腹沿着四神聪穴位绕圈揉按，揉按30～50圈，力度由轻至重，按到四神聪时重按。

揉按脑户 〈 疏肝利胆、降浊升清 〉

脑户穴的简便取穴方法：正坐低头或俯卧位，在枕部可摸到一突出的隆起（枕外隆凸），在该隆起的上缘可触及一凹陷，按压有酸痛感处即为此穴。

【穴位定位】
脑户位于后发际正中直上2.5寸，风府上1.5寸，枕外隆凸的上缘凹陷处。

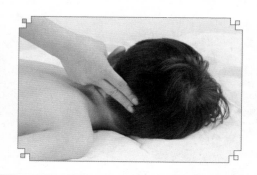

【功效主治】小儿头重、头痛、目赤肿痛、目外眦痛、牙痛等病症。

【按摩方法】将食指、中指并拢，用指腹以顺时针方向揉按脑户穴3～5分钟，以局部有酸胀感为度。

揉按强间　行气、化痰、活血

强间穴位于头部，平时除了可以用手指进行按揉外，还可以用梳子多梳理头部，以促进头部血液循环，改善头痛、头晕、目眩等病症。

【穴位定位】
强间位于头部，当后发际正中直上4寸（脑户上1.5寸）。

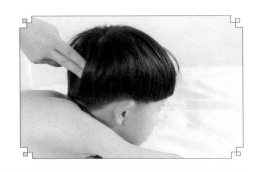

【功效主治】小儿头痛、目眩、头晕、失眠、烦躁不安等病症。

【按摩方法】将食指、中指并拢，用指腹顺时针揉按强间穴2～3分钟，力度逐渐加重，以局部有酸胀感为度。

揉按风府　散热吸湿、通关开窍

本穴为风邪聚集的部位，可以治疗风疾。父母经常刺激小儿此穴，可以促进头部血液循环，通利开窍。

【穴位定位】
风府位于后发际正中直上1寸，枕外隆凸直下，两侧斜方肌之间凹陷中。

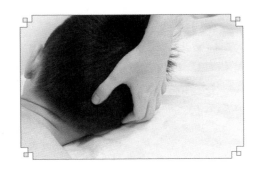

【功效主治】小儿头痛、鼻塞、发热、流涕、头晕、癫痫、痴呆、咽喉肿痛等病症。

【按摩方法】将拇指指腹放在风府穴上，先以顺时针方向揉按30圈，再以逆时针方向揉按30圈。

揉按风池 〔 发汗解表、祛风散寒 〕

按摩风池穴对宝宝具有发汗解表的功效，同时还能起到明目作用，对于小儿习惯性落枕也有一定的疗效。

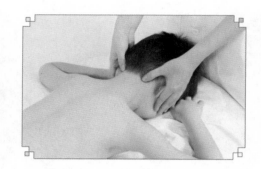

【穴位定位】
风池位于项部，当枕骨之下，与风府相平，胸锁乳突肌与斜方肌上端之间的凹陷处。

【功效主治】 小儿感冒、头痛、发热无汗、落枕、背痛、目眩、颈项强痛等病症。

【按摩方法】 用拇指指腹以顺时针的方向揉按风池穴30次。用相同手法揉按另一侧风池穴。

揉按迎香 〔 祛风通窍 〕

擦迎香穴是沿鼻翼两侧上下来回快速摩擦50～100次，用于改善宝宝鼻塞。针对宝宝鼻塞，迎香穴是最好的选择。

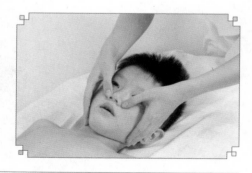

【穴位定位】
迎香位于鼻翼外缘中点旁，当鼻唇沟中。

【功效主治】 治小儿感冒、鼻出血或慢性鼻炎等引起的鼻塞、流涕、呼吸不畅等病症。

【按摩方法】 将拇指指腹直接垂直按压在迎香穴上，以顺、逆时针的方向各揉按1～3分钟，每天2次。

推天柱 祛风散寒、降逆止呕

因为孩子的胃部很浅，所以很容易呕吐，婴儿多半都会因此而经常吐奶，推揉孩子天柱穴可以有所缓解。

【穴位定位】
天柱位于项部，大筋（斜方肌）外缘之后发际凹陷中，约当后发际正中旁开1.3寸。

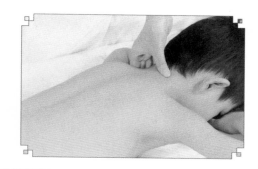

【功效主治】小儿项强、头痛、发热、惊风、呕吐等病症。

【按摩方法】拇指指腹自上而下直推天柱穴100～200次，力度由轻至重，以局部皮肤潮红为度。

揉鱼腰 镇惊安神、疏风通络

刺激鱼腰穴可加速眼部排毒消肿能力，让眼部肌肤尽快消除水肿，经常刺激小儿此穴，对治疗眼部疾病如沙眼、视神经炎有较好作用。

【穴位定位】
鱼腰位于额部，瞳孔直上，眉毛中。

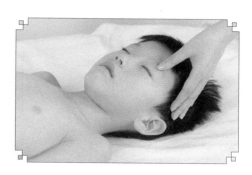

【功效主治】小儿口眼㖞斜、目赤肿痛、眼睑跳动、眼睑下垂、近视、急性结膜炎、眉棱骨痛等病症。

【按摩方法】用拇指指腹沿着眉毛的弧度推按到太阳穴50次，推到鱼腰穴处用力以顺时针方向揉2次。

提拿睛明 ⟨ 降温除浊、明目安神 ⟩

　　睛明穴靠近眼部，经常按揉此穴对眼部疾患有一定的缓解效果。此外，当眼部出现疲劳或不适时，也可经常提拿睛明以缓解。

【穴位定位】
睛明位于面部，目内眦角稍上方凹陷处。

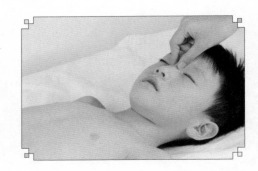

【功效主治】小儿目赤肿痛、迎风流泪、青盲、夜盲、色盲、近视、慢性结膜炎、泪囊炎、角膜炎等病症。

【按摩方法】将拇指、食指分别按在睛明穴上，用力提拿睛明，有节奏地一捏一放20次。

揉按承泣 ⟨ 明目定神、防近视 ⟩

　　承泣穴有明目的效果，不仅对眼部的各种病症有良好的治疗效果，对头面部其他病症，如口眼㖞斜等也有一定的疗效。

【穴位定位】
承泣位于面部，瞳孔直下，当眼球与眼眶下缘之间。

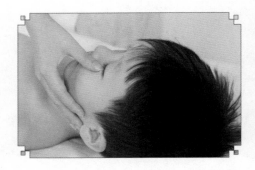

【功效主治】小儿近视、目赤肿痛、流泪、夜盲、口眼㖞斜等病症。

【按摩方法】用拇指指腹先以顺时针方向揉按承泣穴2分钟，再以逆时针方向揉按2分钟，力度适中。

揉按四白 ⁅ 祛风明目、通经活络 ⁆

指压四白穴，能提高眼睛功能，对于近视、色盲等眼部疾病很有疗效。还可以通过指压四白穴来减轻色盲症状。

【穴位定位】
四白位于面部，瞳孔直下，眶下孔凹陷处。

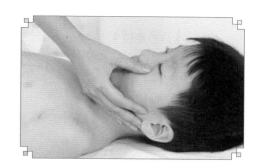

【功效主治】小儿目赤肿痛、口眼㖞斜、青光眼、夜盲、鼻窦炎、胆道蛔虫症、头痛、眩晕等病症。

【按摩方法】用拇指指腹先以顺时针方向揉按四白穴2分钟，再以逆时针方向揉按2分钟，力度适中。

揉按瞳子髎 ⁅ 降浊祛湿、养肝明目 ⁆

家长每天腾出一点时间，晚饭前或睡前给孩子揉揉瞳子髎穴，可以有效预防眼部疾病。

【穴位定位】
瞳子髎位于面部，目外眦旁，当眼眶外侧缘处。

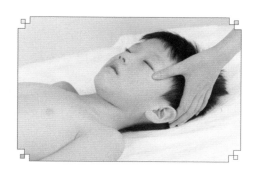

【功效主治】小儿头痛、目赤、目痛、怕光羞明、迎风流泪、视力减退等病症。

【按摩方法】用拇指指腹按压瞳子髎穴，先以顺时针方向揉按20次，再以逆时针方向揉按20次，力度由轻至重。

揉按阳白 〔 清头明目、祛风泻热 〕

小儿抵抗力差，时不时会有个头疼脑热。此时，父母可刺激小儿阳白穴来缓解头痛、目赤肿痛、感冒等病症。

【穴位定位】
阳白位于前额部，瞳孔直上，眉上1寸。

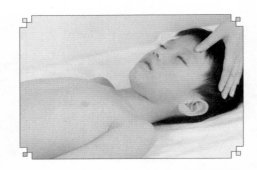

【功效主治】小儿头痛、感冒、目眩、目痛、视物模糊、眼睑跳动、眼睑下垂、口眼㖞斜、夜盲等病症。

【按摩方法】用拇指指腹按压阳白穴，分别以顺时针和逆时针方向揉按20次，力度由轻至重。

揉按丝竹空 〔 降浊除湿、止头痛 〕

经常刺激小儿丝竹空穴，可以明目镇惊，除可缓解头面部疾患外，还可以保护小儿视力。

【穴位定位】
丝竹空位于面部，当眉梢凹陷处。

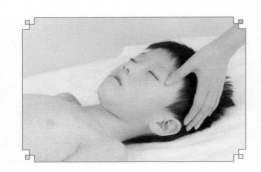

【功效主治】小儿头痛、目眩、目赤肿痛、眼睑跳动、视物不明、牙痛、面神经麻痹、小儿惊风等病症。

【按摩方法】用拇指指腹以顺时针方向揉按丝竹空穴2分钟，力度逐渐加重。

揉按曲差 ⫷ 通窍明目 ⫸

曲差穴有疏风通窍、清热明目、安神利窍的作用。经常按揉曲差穴，对小儿鼻塞、感冒、眼部不适等均有缓解效果。

【穴位定位】
曲差位于头部，当前发际正中直上0.5寸，旁开1.5寸，即神庭与头维连线的内1/3 与中1/3 交点上。

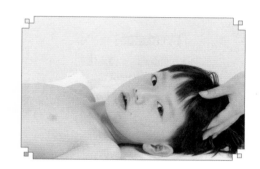

【功效主治】小儿头晕、眩晕、鼻塞、咳喘、视物模糊等病症。

【按摩方法】将拇指置于曲差穴上，用指腹揉按1～3分钟，以局部有酸胀感为度。

揉按通天 ⫷ 清热祛风、通利鼻窍 ⫸

通天穴是人体足太阳膀胱经中众多的穴位之一，它可以帮助缓解鼻炎鼻塞症状。此外，经常按摩通天穴还可以缓解偏头痛。

【穴位定位】
通天位于头部，当前发际正中线上4寸，旁开1.5寸。

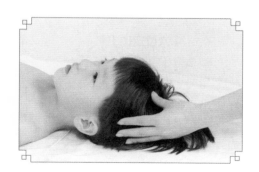

【功效主治】小儿头痛、眩晕、鼻塞等病症。

【按摩方法】将拇指置于通天穴上，用指腹揉按1～3分钟，以局部有酸胀感为度。

按压承浆 ◄ 生津敛液、舒经活络 ►

承浆穴主要用于治疗面部口唇疾患，如流涎、面肿、口腔溃疡、齿痛等。经常按摩承浆穴，可改善小儿流涎。

【穴位定位】
承浆位于面部，当颏唇沟的正中凹陷处。

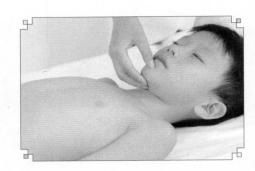

【功效主治】小儿口眼㖞斜、齿痛、龈肿、流涎、口舌生疮、小便不禁等病症。

【按摩方法】用拇指指端在承浆穴上用力向下按压，力度要由轻至重，再慢慢放松，如此重复30次。

揉按颊车 ◄ 祛风清热、止牙痛 ►

颊车穴属足阳明胃经。经常刺激小儿颊车穴，对治疗牙痛、流涎、腮腺炎、下颌关节炎等有较好效果。

【穴位定位】
颊车位于面颊部，下颌角前上方约一横指（中指），当咀嚼时咬肌隆起，按之凹陷处。

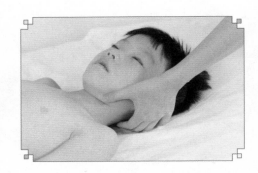

【功效主治】牙髓炎、下颌关节炎等病症。

【按摩方法】用拇指指腹平伏按于颊车穴，以均衡的压力抹向耳后约20次，然后点按在颊车穴上，以顺时针方向揉按20次。

揉按天冲 祛风定惊、清热消肿

天冲穴是足太阳膀胱经、足少阳胆经的交会穴。天冲穴有清胆热、宁神志、益气补阳、祛风定惊、清热消肿的作用。

【穴位定位】
天冲位于头部，耳根后缘直上，入发际2寸，率谷后0.5寸。

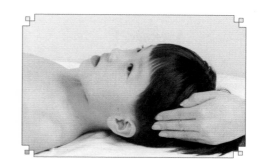

【功效主治】头痛、牙龈肿痛、癫痫等病症。

【按摩方法】将食指、中指、无名指、小指并拢，用指腹揉按天冲穴1~3分钟，以局部皮肤发热为度。

按压听宫 聪耳开窍、治耳鸣

听宫穴有开耳窍、止痛、益聪的作用，是治疗耳部疾患的重要穴位。父母经常刺激孩子听宫穴，可聪耳开窍。

【穴位定位】
听宫位于面部，耳屏前，下颌骨髁状突的后方，张口时呈凹陷处。

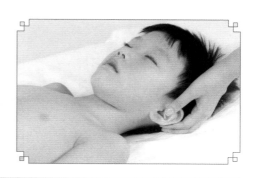

【功效主治】耳鸣、耳聋、中耳炎、外耳道炎、牙痛、头痛、目眩头晕等病症。

【按摩方法】用拇指指腹向下按压听宫穴，有一定压迫感后，持续一段时间，再慢慢放松，如此反复30~50次。

按压听会 ◀ 开窍聪耳、通经活络 ▶

保五官健康，可常按摩听会穴。听会穴在耳前，主治耳病，为耳部脉气之聚会。父母经常刺激小儿此穴，可缓解耳部疾患。

【穴位定位】
听会位于面部，当耳屏间切迹的前方，下颌骨髁状突的后缘，张口时呈凹陷处。

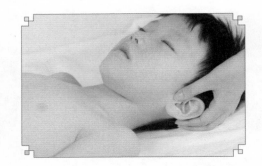

【功效主治】耳鸣、耳聋、牙痛、面痛、头痛、目赤肿痛等病症。

【按摩方法】用拇指指腹按压听会穴，有一定压迫感后，持续一段时间，再慢慢放松，如此反复30~50次。

揉按耳门 ◀ 降浊升清、养心安神 ▶

耳门穴同听宫穴、听会穴一样位于耳前，为"耳之门户"。父母经常刺激孩子此穴，不仅可治耳疾，还能聪耳开窍。

【穴位定位】
耳门位于面部，当耳屏上切迹的前方，下颌骨髁状突后缘，张口时呈凹陷处。

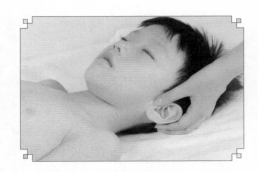

【功效主治】耳鸣、头晕、面部肌肉酸痛、聋哑、牙痛、腮腺炎、恶寒等病症。

【按摩方法】用拇指指腹以顺时针方向揉按耳门穴30~50次，以局部皮肤发红为度。

掐提耳尖 ❰ 解痉止痛 ❱

耳尖穴位于耳郭上方，根据近治作用的原则，常按摩耳尖穴能起到清热祛风、解痉止痛的作用，对耳部疾患均有一定的治疗效果。

【穴位定位】 耳尖位于耳郭的上方，当折耳向前，耳郭上方的尖端处。

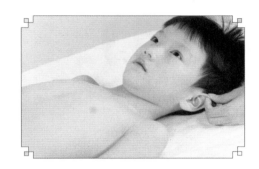

【功效主治】 目赤肿痛、急性结膜炎、角膜炎、头痛等病症。

【按摩方法】 用拇指和食指、中指相对，掐提耳尖穴10次，力度由轻至重，以局部有酸痛感为度。

按压翳风 ❰ 聪耳通窍、治耳疾 ❱

父母经常刺激小儿翳风穴，可活络解痉，治疗常见的头面部疾患，让孩子神清气爽。

【穴位定位】 翳风位于耳垂后方，当乳突与下颌角之间的凹陷处。

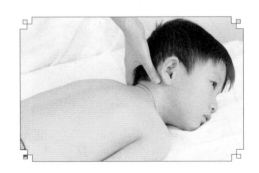

【功效主治】 耳鸣、耳聋、口眼㖞斜、牙关紧闭、牙痛、颊肿等病症。

【按摩方法】 用拇指指腹用力按压翳风穴，有一定压迫感后，持续一段时间，再慢慢放松，如此反复30～50次。

上肢部按摩常用穴位

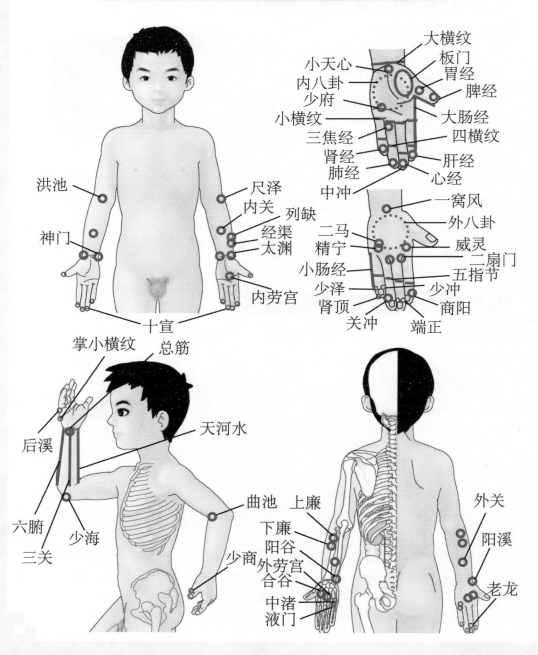

清天河水 《 清热解表、泻火除烦 》

天河水穴就像人体的清凉之源，按摩这里能清热解表、泻火除烦。所以除了发烧需要按摩此穴位外，治疗孩子内火大、上火都可以用此手法。

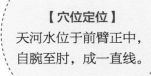

【穴位定位】
天河水位于前臂正中，自腕至肘，成一直线。

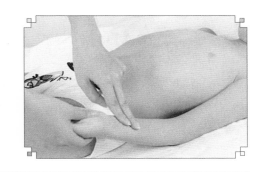

【功效主治】外感发热、口燥咽干、唇舌生疮、夜啼、头痛等病症。

【按摩方法】用食指、中指指腹着力从总筋穴开始，一起一落地弹打，直至肘部，推100～500次。

退六腑 《 清热解毒、消肿止痛 》

退六腑能清热、凉血、解毒，用于一切实热证。退六腑可退五脏六腑之积热，清热力度比清天河水强很多。

【穴位定位】
六腑位于前臂外侧，阴池至肘横纹成一直线。

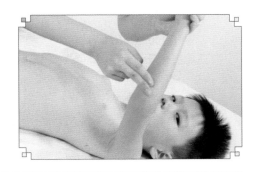

【功效主治】发热多汗、惊风、口疮、面肿、咽痛、便秘、腮腺炎等病症。

【按摩方法】用拇指指面或食指和中指指面自肘推向腕横纹，每次推300～500次，称为退六腑。

揉洪池 ┫ 调和气血、止痹痛 ┣

上肢疼痛时，常将洪池穴与臂臑穴配合使用，以缓解疼痛。若关节疼痛，则用洪池穴配曲池穴、合谷穴、天河水穴进行治疗。

【穴位定位】
洪池位于肘关节内侧，
当肘横纹中点。

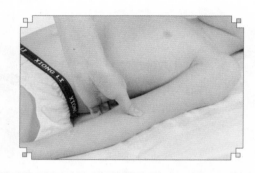

【功效主治】气血不和所引起的上肢痹痛、关节不利等病症。

【按摩方法】将拇指指腹按在洪池穴上，顺时针揉按300次，力度由轻至重，再由重至轻。

推三焦经 ┫ 和胃助运、治腹胀 ┣

常推按三焦经对小儿腹胀有较好的缓解作用，小月龄的宝宝因腹胀而出现哭闹不安时，家长可以按摩三焦经帮助宝宝缓解腹胀。

【穴位定位】
三焦经位于无名指掌面
近掌节处。

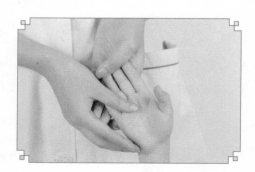

【功效主治】食积内热、腹胀哭闹、全身壮热、小便赤黄、大便硬结等病症。

【按摩方法】用拇指指腹按压并向掌心方向推按三焦经50～100次，最后以拇指指端顺时针揉按三焦经50～100次。

推三关 温阳散寒、发汗解表 ▶

推三关在治疗着凉引起的感冒时，其发汗之力有点像喝生姜红糖水。不过生姜红糖水不适合小宝宝食用，其辛辣之味对宝宝的肠胃来说太过刺激。

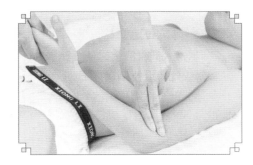

【穴位定位】
三关位于前臂桡侧，阳池至曲池，成一直线。

【功效主治】发热、恶寒、无汗和气血虚弱、病后体虚、阳虚肢冷、疹出不透及感冒风寒等虚寒病症。

【按摩方法】一手托住孩子的手腕，用两指指腹从孩子手腕推向肘部或从肘部推向腕部，推100～300次。

揉板门 健脾和胃、消食化积 ▶

揉板门穴就像吃健胃消食片一样，能健脾和胃、消食化滞、运达上下之气。可以治疗脾胃运化不足导致的积食，能帮助宝宝解决胃动力不足。

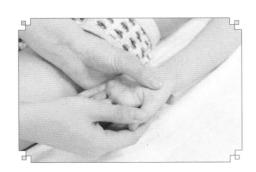

【穴位定位】
板门位于手掌大鱼际表面（双手拇指近侧，在手掌肌肉隆起处）。

【功效主治】食积、腹胀、呕吐、泄泻、食欲不振、气喘、嗳气等病症。

【按摩方法】用拇指指腹揉按孩子板门穴，以顺时针方向揉100～300次。

推大横纹 ◀ 行滞消食、治腹胀 ▶

在进行小儿推拿时，我们常会听到分阴阳、合阴阳，这是治疗小儿头痛、发热、咳喘常用的治疗手法，即在小儿手掌腕横纹处进行推按。

【穴位定位】
仰掌，大横纹位于腕掌侧横纹处。近拇指端称阳池，近小指端称阴池。

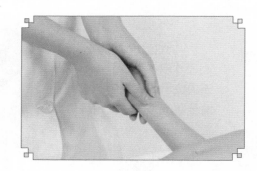

【功效主治】烦躁不安、腹胀、腹泻、呕吐、痢疾、食积、痰涎壅盛等病症。

【按摩方法】用双手拇指指腹从大横纹中点向两旁推，再自阳池、阴池向中点合推，操作30~50次。

推小横纹 ◀ 清热散结、治口疮 ▶

小横纹穴的操作手法主要有推法和掐法。小横纹善消食导滞、清泻郁热，平时可作为日常保健用，久推能健胃，增进食欲。

【穴位定位】
小横纹位于掌面上食指、中指、无名指、小指掌关节横纹处。

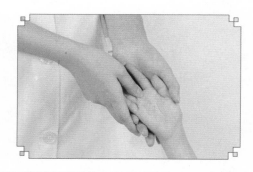

【功效主治】烦躁、口疮、唇裂、腹胀等病症。

【按摩方法】用拇指指腹侧推小横纹，称为推小横纹，推50~100次，每天1~2次。

运内八卦 ◀ 宽胸利膈、降气平喘 ▶

　　内八卦经过手掌所有肉肉鼓鼓的地方，运此穴时，手掌的感觉是酥酥麻麻痒痒的。它具有行滞消食、宽胸理气、化痰止咳的作用。

【穴位定位】
内八卦位于手掌面，以掌心为圆心，从圆心至中指根横纹的2/3处为半径所做的圆周。

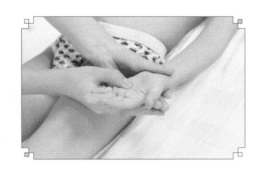

【功效主治】咳嗽、痰喘、胸闷、呃逆、呕吐、泄泻、食欲不振、腹胀。

【按摩方法】将拇指指腹按压在掌心上，自乾卦起至兑卦止，以顺时针或逆时针方向运揉100～500次。

按揉内劳宫 ◀ 清热除烦、疏风解表 ▶

　　按揉内劳宫穴能清热除烦，运内劳宫穴可清心、肾两经的虚热。可治昏迷晕厥、中暑、梦多、口舌生疮、口臭、鹅掌风等病症。

【穴位定位】
内劳宫位于掌心，握拳时中指、无名指指端所在之处连线的中点。

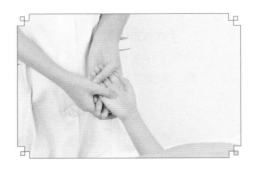

【功效主治】口舌生疮、发热、烦躁、感冒、抽搐、牙龈糜烂、多梦、黄疸、掌中热、鹅掌风等病症。

【按摩方法】一只手持孩子的手，另一只手拇指指腹按压在内劳宫穴上，以顺时针的方向揉按100～300次。

运外八卦 〖 宽胸理气、通滞散结 〗

《按摩经》云"外八卦运之能通一身之气血，开五脏六腑之闭结。"因此，当孩子出现胸闷、腹胀、便秘等气滞气结之证时，可以多掐运外八卦穴。

【穴位定位】
外八卦位于手背外劳宫周围，与内八卦相对。

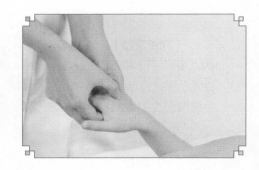

【功效主治】胸闷、腹胀、便秘、咳喘等病症。

【按摩方法】使小儿的掌心向下，用拇指指尖做顺时针方向掐运，再逆时针方向掐运，各操作50~100次。

掐按少商 〖 宣肺解郁、止呕吐 〗

打嗝时，用拇指按压少商穴，以感觉酸痛为度，持续半分钟，即可止嗝。常用拇指尖轻轻掐揉少商穴，至少商穴不痛，可防治慢性咽炎，还可以预防感冒。

【穴位定位】
少商位于手拇指末节桡侧，距指甲角0.1寸（指寸）。

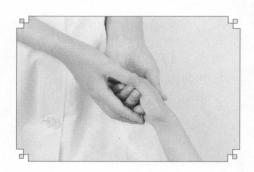

【功效主治】喉肿、喉痛、心烦不安、口渴引饮、掌热、呕吐、胸闷等病症。

【按摩方法】一手持小儿的手，用另一手的拇指指甲掐按少商穴3~5次。

揉小天心 ◖ 镇惊安神、消肿止痛 ◗

掐揉小天心穴具有清热、镇惊、利尿明目、安神、排毒等作用；掐捣小天心穴能镇惊安神。

【穴位定位】

小天心位于大小鱼际交界处凹陷中，内劳宫之上，总筋之下。

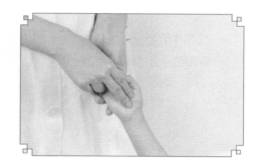

【功效主治】目赤肿痛、口舌生疮、惊惕不安、惊风抽搐、夜啼、嗜睡、精神萎靡、小便短赤等病症。

【按摩方法】一只手持孩子四指，使掌心向上，另一只手的食指、中指指腹揉按小天心穴100~300次。

按揉总筋 ◖ 散结止痉、清热利尿 ◗

按揉总筋穴能清心火、散结止痉、通调周身气机，而掐总筋穴能镇惊止痉。

【穴位定位】

总筋位于掌后腕横纹中点，正对中指处。

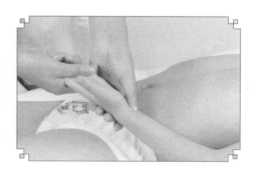

【功效主治】口舌生疮、潮热、夜啼、惊风、抽搐、小便赤涩、牙痛、发热烦躁等病症。

【按摩方法】用一只手持孩子的四指，另一只手的拇指指腹揉按总筋穴，以顺时针的方向操作50~100次。

掐商阳 ◀ 清热泻火、治疟疾 ▶

商阳穴有较好的通便作用，对于经常便秘的孩子，家长可以经常掐按孩子的商阳穴帮助孩子改善便秘。

【穴位定位】
商阳位于手食指末节桡侧，距指甲角0.1寸（指寸）。

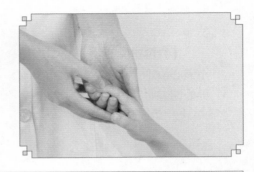

【功效主治】寒热疟疾、身热无汗、耳聋、面肿、口干、胸闷、咳喘等病症。

【按摩方法】一只手持小儿的手，掌心向下，用另一只手的拇指指甲重掐商阳穴3~5次。

掐中冲 ◀ 清热开窍、利喉舌 ▶

中冲穴主要用于神志病、热病及舌疾的治疗，多采用点刺出血的方法。若对此穴进行按摩，可以采用指尖用力掐按的方法。

【穴位定位】
中冲位于中指末节尖端中央。

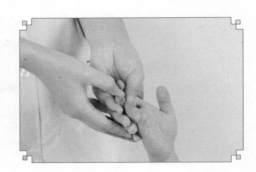

【功效主治】中暑、休克、身热烦闷、恶寒无汗、五心烦热、口疮等病症。

【按摩方法】一只手持小儿的手，掌心向上，用另一只手的拇指指甲重掐中冲穴3~5次。

掐揉四横纹 〔 退热除烦、散结消食 〕

宝宝如果积食，舌苔白厚，掐四横纹穴非常有效。掐时可选择在四横纹穴上找出颜色深的血管来掐，力度也不需要太大，因为宝宝小，耐受不足。

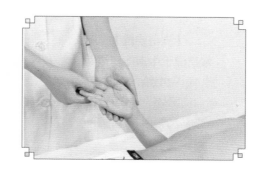

【穴位定位】
四横纹位于掌面，食指、中指、无名指、小指第一指间关节的4条横纹。

【功效主治】小儿疳积、消化不良、腹胀、咳喘、惊风、发热、烦躁等病症。

【按摩方法】用拇指从宝宝食指横纹掐揉至小指横纹，再从宝宝食指横纹推向小指横纹，操作30～50次。

按揉掌小横纹 〔 宽胸宣肺、化痰止咳 〕

按揉掌小横纹穴具有清热散结、宽胸宣肺、化痰止咳等功效。口唇溃烂及腹胀等病症按揉掌小横纹穴；咳喘一般配合运内八卦，效果更加显著。

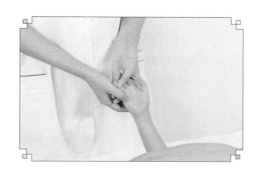

【穴位定位】
掌小横纹位于掌面小指根下，尺侧掌纹头。

【功效主治】痰热咳喘、口舌生疮、流涎、咽喉肿痛等病症。

【按摩方法】用拇指指腹顺时针按揉掌小横纹50～100次，每天操作1～2次。用相同手法按揉另一手掌小横纹。

掐端正 ⟨ 降逆止呕、治痢疾 ⟩

端正穴有镇静降逆、提升阳气的作用，常按摩此穴对于小儿消化不良、恶心、呕吐、腹痛、腹泻及疳积等均有疗效。

【穴位定位】
端正位于中指指甲根两侧，近中指第二指间关节赤白肉际处，桡侧称左端正，尺侧称右端正。

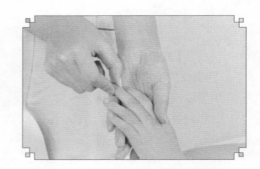

【功效主治】泄泻、痢疾、小儿惊风、呕吐等病症。

【按摩方法】一手持小儿的手，掌心向下，用另一手的拇指、食指指甲对掐端正穴3~5次，每天1~2次。

掐按老龙 ⟨ 醒神开窍、治惊风 ⟩

孩子神经系统尚示发育完全时，易受惊吓出现哭闹不安，或是腹泻排出绿色便时，可以用手指指甲按压老龙穴100次以缓解。

【穴位定位】
老龙位于中指指甲根正中后0.1寸处。

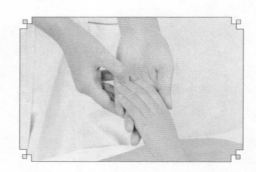

【功效主治】急惊风、高热、抽搐、昏厥等病症。

【按摩方法】一手持小儿的手，用另一手的拇指指甲掐按老龙穴3~5次。

补脾经 ⋐ 健脾养胃、调理肠道 ⋑

对脾经进行按摩对胃蠕动有促进作用，可使胃液的酸度增高。小儿脾胃薄弱，不能刺激过重，在一般情况下，脾经多用补法。

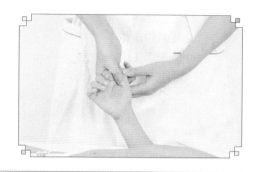

【穴位定位】
脾经位于拇指桡侧缘或拇指末节螺纹面。

【功效主治】食欲缺乏、消化不良、疳积、腹泻、咳嗽、消瘦等病症。

【按摩方法】将拇指屈曲，循拇指桡侧缘由孩子的指尖向指根方向直推称为补脾经，揉推100~500次。

清肝经 ⋐ 熄风镇惊、养心安神 ⋑

清肝经能平肝泻火、熄风镇惊、解郁除烦。清肝经常与清心经、掐揉肝小天心、退六腑合用。

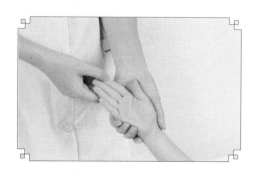

【穴位定位】
肝经位于食指末节的螺纹面。

【功效主治】小儿惊风、抽搐、烦躁不安、夜啼、癫痫、发热、口苦、咽干、目赤等病症。

【按摩方法】一手托住孩子的手掌，另一手拇指螺纹面由食指掌面末节横纹推向指尖称为清肝经，推100~500次。

掐关冲 ⦗ 泻热开窍、活血通络 ⦘

关冲穴主要用于外感热病、头面五官疾患等疾病的治疗，此穴的按摩手法以掐法为主，重掐关冲穴可以起到较好的刺激作用，使其发挥功效。

【穴位定位】
关冲位于手无名指末节尺侧，距指甲角0.1寸（指寸）。

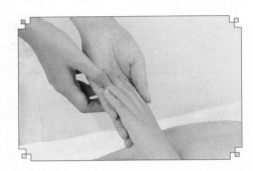

【功效主治】头痛、口干、喉痛、嗳气、呕吐、晕车等病症。

【按摩方法】一手持小儿的手，用另一手的拇指指甲重掐关冲穴3～5次。

掐少泽 ⦗ 清热利咽、通乳开窍 ⦘

掐按少泽穴时会有较强烈的刺痛感，孩子出现昏沉、不省人事时，用指甲掐按此穴，可使气血流通，促使其快速苏醒。

【穴位定位】
少泽位于手小指末节尺侧，距指甲角0.1寸（指寸）。

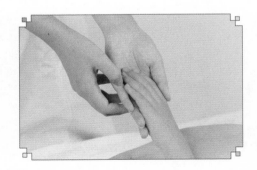

【功效主治】身热无汗、手足抽搐、咳嗽有痰、头痛、喉痹、口疮等病症。

【按摩方法】一手持小儿的手，掌心向下，用另一手拇指指甲重掐少泽穴3～5次。

清心经　〈 养心安神、清热除烦 〉

心经宜清不宜补，若气血不足，需用补法时，多以补脾经代替。如果宝宝舌尖和舌头的两边红，说明宝宝心肝火旺，需要清心经的同时加上清肝经。

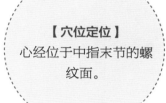

【穴位定位】
心经位于中指末节的螺纹面。

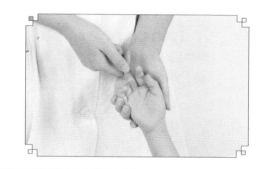

【功效主治】身热无汗、高热神昏、五心烦热、口舌生疮、小便赤涩、惊烦不宁、夜啼、失眠等病症。

【按摩方法】用食指、中指指腹从患儿中指指根往指尖处直推100次。

补肺经　〈 宣肺理气、清热止咳 〉

如果宝宝整个舌头发红，说明宝宝有肺热，要清肺经。如果宝宝大便干燥、咳嗽等，也需要清肺经。如果宝宝长期咳嗽、多汗，则要补肺经。

【穴位定位】
肺经位于无名指末节螺纹面。

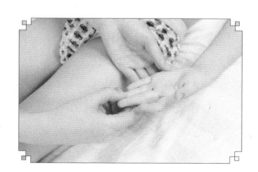

【功效主治】咳嗽、气喘、虚寒怕冷、感冒、发热、痰鸣、脱肛等病症。

【按摩方法】一手托住孩子的手掌，另一手拇指指腹顺时针旋转推动孩子的无名指末节螺纹面，揉推100~500次。

掐按少冲 ◀ 清热熄风、醒神开窍 ▶

经常掐按少冲穴可以减轻疲劳引起的头痛不适，有助于醒脑提神。少冲穴按摩操作时应慢慢揉捏，不要用蛮力，以免引起小儿疼痛而不配合。

【穴位定位】
少冲位于小指末节桡侧，距指甲角0.1寸（指寸）。

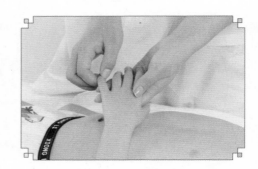

【功效主治】 心痛、惊风、昏迷、胸膜炎、喉炎、热病、前臂疼痛等病症。

【按摩方法】 先以拇指、食指掐按少冲穴2～3分钟，再以拇指指端揉按2～3分钟，最后以拇指尖端切压2～3分钟。

掐十宣 ◀ 醒神开窍、治高热 ▶

按摩十宣穴，最方便的方式是用拇指指甲用力反复重掐，以有酸痛感为宜，也可选用牙签等物品，进行适当按压，时间为3～5分钟。

【穴位定位】
十宣位于手十指尖端，距指甲游离缘0.1寸（指寸），左右共10个穴。

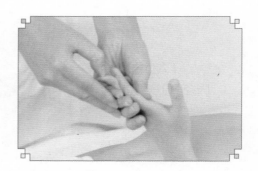

【功效主治】 高热惊风、抽搐、烦躁不安、昏厥、神呆、精神恍惚等病症。

【按摩方法】 一手持小儿的手，用另一手的拇指指甲依次从拇指掐至小指，称为掐十宣，常规掐3～5次。

补肾经 补肾益脑、清热利尿

补肾经具有补肾益脑、温阳下元的作用。用于治疗先天不足、久病体虚、遗尿等。临床上肾经一般多用补法，需用清法时，多以清小肠经代之。

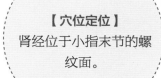

【穴位定位】
肾经位于小指末节的螺纹面。

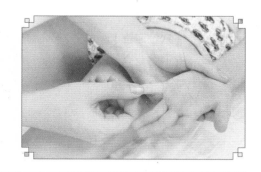

【功效主治】先天不足、久病虚弱、肾虚腹泻、尿多、尿频、小便黄短、遗尿等病症。

【按摩方法】一手托住孩子的手掌，用另一手拇指螺纹面顺时针旋转推动孩子小指螺纹面，揉推100～500次。

清胃经 和胃降逆、清泻胃火

临床上，胃经多用清法。如果宝宝嘴唇红、胃口好、吃得多、拉得多，且大便粗，往往预示着胃火旺。这时需要清胃经，同时按揉足三里和中脘穴。

【穴位定位】
胃经位于拇指掌侧第一指节。

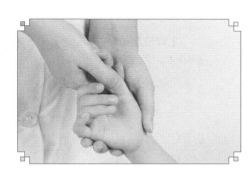

【功效主治】呕吐、嗳气、烦渴善饥、消化不良、食欲不振、吐血等病症。

【按摩方法】一手托住孩子的手掌，用另一手拇指自孩子掌根推至拇指根部，称为清胃经。可推100～500次。

掐揉威灵 ◀ 醒神开窍、治昏厥 ▶

　　威灵穴为经外奇穴，又称为腰痛点。常按摩此穴，可以醒神开窍，常用于治疗昏厥、急惊风等病症。

【穴位定位】
威灵位于手背，第二、第三掌骨交缝处。

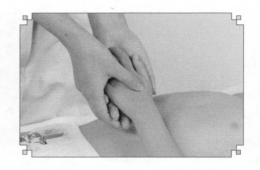

【功效主治】急惊风、昏迷不醒、头痛、耳鸣等病症。

【按摩方法】托着小儿的手，用拇指指甲掐按威灵穴5～10次，再用拇指指端以顺时针方向按揉100～200次。

掐揉精宁 ◀ 行气化痰、治咳嗽 ▶

　　精宁穴治疗痰喘及消化系统疾病时，多与补脾经、捏脊、摩腹、揉膻中等合用。而用于急救时，多作为配穴使用，多与掐威灵合用。

【穴位定位】
精宁位于手背，第四、第五掌骨交缝处。

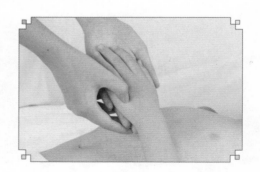

【功效主治】咳嗽痰多、疳积、痰喘、干呕、口眼㖞斜、惊风、昏厥等病症。

【按摩方法】一只手托着小儿的手，掌心向下，用另一只手的拇指指甲掐按精宁穴5～10次，再用拇指指端以顺时针方向按揉100～200次。

补大肠经 ◀清利肠腑、消食导滞▶

补大肠经具有温中止泻的作用。如果宝宝大便干结，颜色深或黑，成粒粒的形状，说明大肠有热，要清大肠经。

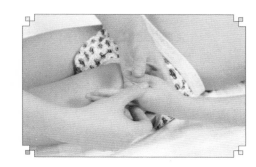

【穴位定位】
大肠经位于食指桡侧缘，自食指尖至虎口，成一直线。

【功效主治】虚寒腹泻、腹痛、脱肛、便秘等病症。

【按摩方法】一只手托住孩子的手掌，用另一只手拇指螺纹面从孩子的食指指尖直推向虎口，推100～500次。

补小肠经 ◀温补下焦、清热利尿▶

补小肠经可以用于宝宝下阴红肿和尿道感染。除了能利小便外，还可以治疗腹泻时没有小便的症状。当宝宝小便发黄、舌头溃疡时可以使用这一手法。

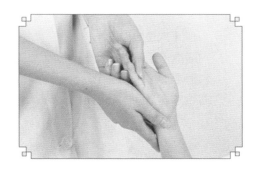

【穴位定位】
小肠经位于小指尺侧缘，指尖至指根，成一直线。

【功效主治】小便短赤不利、尿闭、遗尿、发热等病症。

【按摩方法】一只手托住孩子的手掌，用另一手拇指指腹从孩子指尖推向指根。推100～300下。

掐按液门 ◄ 清火散热、消炎 ►

经常按摩液门穴就相当于打开了身体的液体之门，对于热病所致的咽干口燥、眼睛干涩等均能起到缓解作用。

【穴位定位】
液门位于手背部，当第四、第五指间，指蹼缘后方赤白肉际处。

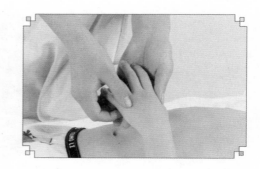

【功效主治】中暑、昏迷、热病、心痛等病症。

【按摩方法】用拇指指尖垂直按压一侧液门穴1～3分钟，以局部有刺痛感为度，另一侧用相同手法操作。

揉按中渚 ◄ 清热通络、开窍益聪 ►

中渚穴有清热通络、开窍益聪、疏气机、利耳窍的作用。经常按摩此穴，对缓解咽喉痛、头痛等均有一定效果。

【穴位定位】
中渚位于手背部，当无名指本节（掌指关节）的后方，第四、第五掌骨间凹陷处。

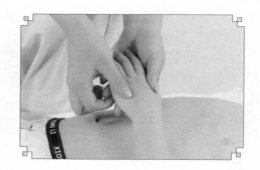

【功效主治】头痛、耳鸣、耳聋、头晕、咽喉痛、失眠等病症。

【按摩方法】将拇指指腹置于中渚穴上，揉按1～3分钟，以局部有酸胀感为度。

揉肾顶 固表止汗、收敛元气

　　揉肾顶穴能收敛元气、固表止汗。肾顶穴是止汗的特效穴。揉肾顶穴主要治疗自汗、盗汗、多汗、囟门闭合延迟等病症。

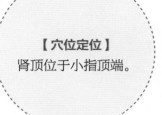

【穴位定位】
肾顶位于小指顶端。

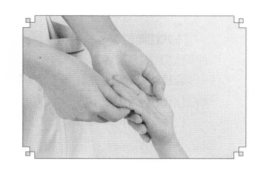

【功效主治】自汗、盗汗、大汗淋漓不止、汗出肢冷等病症。

【按摩方法】一手托住孩子手掌，掌心向上，用另一手拇指指端以顺时针方向按揉孩子小指顶端。揉100~500下。

按揉神门 宁心安神

　　孩子在睡梦中哭闹时，给宝宝按揉神门穴，会发现按揉下去有一根筋很紧，多按揉一会儿松开，同时宝宝也就停止哭闹了。

【穴位定位】
神门位于腕部，腕掌侧横纹尺侧端，尺侧腕屈肌肌腱的桡侧凹陷处。

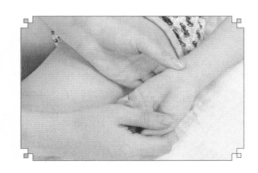

【功效主治】失眠、惊悸、胁肋痛、前臂麻木。

【按摩方法】用拇指指腹以点两下揉三下的频率，点揉神门穴2分钟。

按揉少府 ◀ 清心泻热、理气活络 ▶

舌和心脏的关系最为密切，所以溃疡长在舌头上，通常认为是心脏有内火，或是火毒，常按少府穴能有效为心脏排毒。

【穴位定位】
少府位于手掌面，第四、第五掌骨之间，握拳时，当小指尖处。

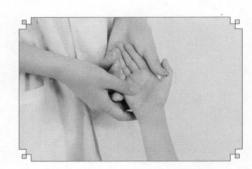

【功效主治】失眠、心悸、胸痛、小便不利、遗尿、手掌麻木等病症。

【按摩方法】用拇指指腹按揉少府穴2~3分钟，以局部有酸胀感为度。

按揉后溪 ◀ 舒经活络 ▶

后溪穴有舒筋活络、利窍、宁神之功，有缓解疲劳、补精益气之效。对于发育中的孩子，可预防颈椎病、近视、驼背和外八字。

【穴位定位】
后溪位于手掌尺侧，微握拳，当小指本节（第五掌指关节）后的远侧掌横纹头赤白肉际处。

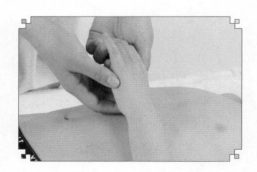

【功效主治】落枕、颈项强痛、鼻塞等病症。

【按摩方法】用拇指指腹按揉后溪穴1~2分钟，力度适中，以局部有酸胀感为度。

掐按二扇门 ◀ 清热解表、健脾养胃 ▶

二扇门穴是发汗的特效穴，揉二扇门穴可与拿风池穴、推三关合用。用于治疗惊风、抽搐等病症时，可与掐五指节穴、掐老龙穴等合用。

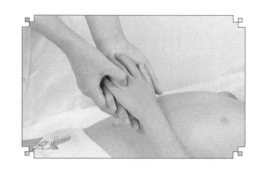

【穴位定位】
二扇门位于第三掌指关节近端两侧凹陷处。

【功效主治】鼻出血、惊风、呕吐、泄泻、身热无汗、抽搐、昏厥等病症。

【按摩方法】用拇指指端先重掐二扇门穴3～5次，再以顺时针方向揉按100～300次。

掐揉五指节 ◀ 安神镇惊、通利关窍 ▶

掐揉五指节穴具有安神镇惊、祛风痰、通关窍的作用。掐揉五指节穴主要用于神志异常时的重症急救。

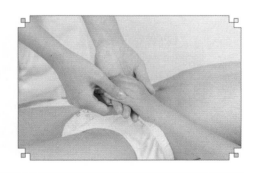

【穴位定位】
五指节位于手背，第一至第五指的第一指间关节横纹处。

【功效主治】惊悸不安、惊风、吐涎、咳嗽、风痰、抽搐、夜啼等病症。

【按摩方法】用拇指指甲逐个掐3～5次，或掐后继以揉（可掐1次揉3次），称揉或掐揉五指节。

揉阳谷 〔 明目安神、通经活络 〕

阳谷穴的止痛作用不错，经常按摩此穴，对口腔溃疡引起的疼痛及牙痛等均有良好的止痛效果。

【穴位定位】
阳谷位于手腕尺侧，当尺骨茎突与三角骨之间的凹陷处。

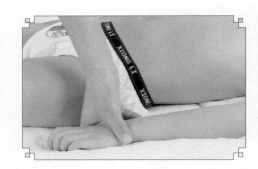

【功效主治】目赤肿痛、手腕痛、牙痛、肩痛、神经性耳聋、耳鸣等病症。

【按摩方法】先用拇指指腹按揉阳谷穴1～2分钟，再将拇指与食指相对，用指腹掐揉1～2分钟。

揉按曲池 〔 解表退热、治感冒 〕

曲池穴对咽喉肿痛、牙痛、目赤痛等症状均有治疗效果。可以在病发时使用，也可以作为日常保健。

【穴位定位】
曲池位于肘横纹外侧端，屈肘，当尺泽与肱骨外上髁连线的中点。

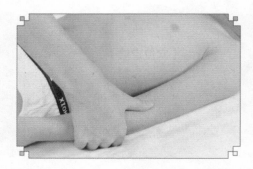

【功效主治】风热感冒、咽喉肿痛、抽搐、咳喘等病症。

【按摩方法】将拇指置于曲池穴上，用指腹以顺时针方向揉按100次，以局部有酸胀感为度。

按揉二马 ❨ 顺气散结、利水通淋 ❩

按揉二马穴具有滋阴作用，如果宝宝经常午后发热，可以按揉二马穴及内劳宫穴。宝宝长期便秘也可按揉这个穴位，坚持1~2周效果非常明显。

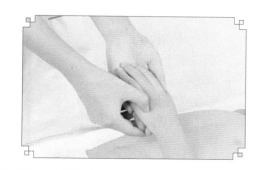

【穴位定位】
二马位于手背无名指及小指关节凹陷处。

【功效主治】牙痛、小便赤涩、小便淋漓、虚热咳喘、阴虚内热等病症。

【按摩方法】用拇指或中指指腹揉二马穴100~300次。

揉按外劳宫 ❨ 温阳散寒、健脾养胃 ❩

揉外劳宫穴具有温阳散寒、升阳举陷的作用，兼能发汗解表。揉外劳宫穴与推三关合用，还可以治疗风寒感冒、寒性拉肚子、手脚凉、遗尿等病症。

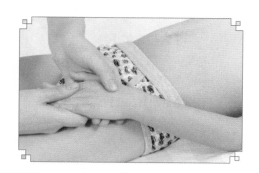

【穴位定位】
外劳宫位于掌背与内劳宫相对处。

【功效主治】外感风寒、消化不良、腹胀、腹痛、腹泻、肠鸣、脱肛、遗尿、疝气、咳嗽痰多、痢疾等病症。

【按摩方法】用拇指或中指指端揉外劳宫穴100~300次，叫作揉外劳宫。用拇指指尖掐外劳宫穴称掐外劳宫。

揉按外关 ◀ 补阳益气、止痹痛 ▶

外关穴为手少阳三焦经之络穴，又为八脉交会穴之一，通阳维。本穴具有清热解表、通经活络的作用，对各种热病有良好的治疗效果。

【穴位定位】
外关位于前臂背侧，当阳池与肘尖的连线上，腕背横纹上2寸，尺骨与桡骨之间。

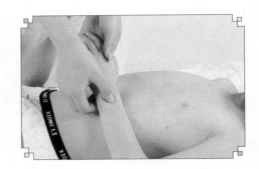

【功效主治】手指疼痛、耳鸣、热病等病症。

【按摩方法】用拇指指腹以顺时针方向揉按外关穴100~500次，力度稍重，以局部有酸胀感为度。

揉按内关 ◀ 宁心安神、理气镇痛 ▶

内关穴是手厥阴心包经上的络穴，属八脉交会穴之一。内关穴对胸部、心脏部位以及胃部的止痛效果比较明显。

【穴位定位】
内关位于前臂掌侧，当曲泽与大陵的连线上，腕横纹上2寸，掌长肌腱与桡侧腕屈肌腱之间。

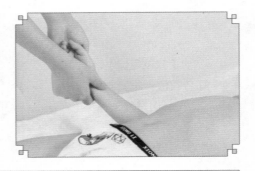

【功效主治】心痛、心悸、胸闷、胃痛、呕吐、上肢痹痛等病症。

【按摩方法】用拇指指腹以顺时针方向揉按内关穴100~500次，以局部有酸胀感为度。

揉按一窝风　{温中行气、疏风解表}

揉一窝风穴具有温中行气、止痹痛、利关节的作用。当宝宝受寒后发生腹痛时，揉一窝风穴可与拿肚角、摩腹合用治疗腹痛。

【穴位定位】
一窝风位于手背，腕横纹的正中凹陷处。

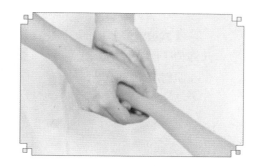

【功效主治】受寒、食积等原因引起的腹痛和肠鸣，关节痹痛，伤风感冒，小儿惊风，昏厥等病症。

【按摩方法】用中指或拇指指端重揉一窝风穴100～300次。

掐揉合谷　{镇静止痛、通经活络}

治疗牙痛时，左侧牙痛按右手，右侧牙痛按左手。如果宝宝出现鼻炎、鼻窦炎、鼻出血，可经常按揉合谷穴1～2分钟。

【穴位定位】
合谷位于手背，第一、第二掌骨间，当第二掌骨桡侧的中点处。

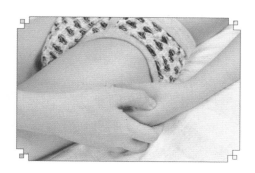

【功效主治】外感头痛、头晕、耳鸣、耳聋、鼻炎、扁桃体炎、腹痛、胃痛、胃气上逆、牙痛等病症。

【按摩方法】用拇指指腹按揉合谷穴1～3分钟。

弹拨尺泽 ⟨ 清肺热、平喘咳 ⟩

凡肺经有热所致肺气上逆之咳喘、胸部胀满，热伤肺络所致的咯血、潮热及肺热上壅所致的咽喉肿痛等，均可泻尺泽穴以治之。

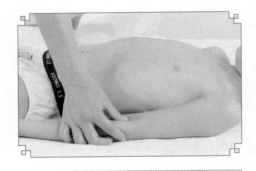

【穴位定位】
尺泽位于肘横纹中，肱二头肌腱桡侧凹陷处。

【功效主治】气管炎、咳嗽、咯血、肘关节疼痛等病症。

【按摩方法】将拇指置于尺泽穴上，用指腹弹拨50～100次，以局部皮肤潮红为度。

弹拨经渠 ⟨ 宣肺利咽 ⟩

当出现咳嗽、气喘、胸痛等肺系疾患时，可以选择肺经上的穴位之一经渠穴来按摩治疗或缓解。

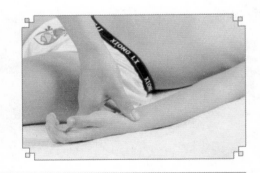

【穴位定位】
经渠位于前臂掌面桡侧，桡骨茎突与桡动脉之间凹陷处，腕横纹上1寸。

【功效主治】咳嗽、咳痰、哮喘、前臂冷痛、疟疾等病症。

【按摩方法】将拇指置于经渠穴上，用指腹弹拨50～100次，以局部皮肤潮红为度。

弹拨太渊 ⦗止咳化痰、通调血脉⦘

患有咳嗽、气喘时常会引起睡眠质量不佳，可以多按摩肺经上的太渊穴，能起到止咳平喘、调理气息的作用。

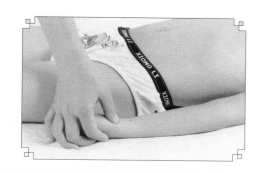

【穴位定位】
太渊位于腕掌侧横纹桡侧，当桡动脉搏动处。

【功效主治】咯血、胸闷、手掌冷痛麻木、支气管炎、失眠等病症。

【按摩方法】将拇指置于太渊穴上，用指端弹拨3～5分钟，以局部皮肤潮红为度。

揉按列缺 ⦗止咳平喘、通经活络⦘

列缺穴为八脉交会穴之一，通任脉，有宣肺散邪、通调经脉之功，是手太阴肺经上的重要络穴，善治头颈部疾患。

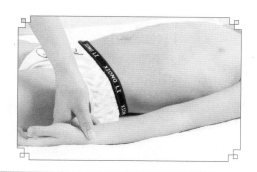

【穴位定位】
列缺位于前臂桡侧缘，桡骨茎突上方，腕横纹上1.5寸，当肱桡肌腱与拇长展肌腱之间。

【功效主治】肺部疾病、头痛、颈痛、咽痛等病症。

【按摩方法】将拇指置于列缺穴上，用指腹揉按或弹拨50～100次，以局部有酸胀感为度。

揉按阳溪 〈 清热散风、舒筋利节 〉

阳溪穴归属于手阳明大肠经，是治疗人体头面部疾病的重要穴位，有疏通局部经脉气血运行、调节经气的作用，常用于治疗头痛、牙痛等疾病。

【穴位定位】
阳溪位于腕背横纹桡侧，手拇指向上翘起时，当拇短伸肌腱与拇长伸肌腱之间的凹陷中。

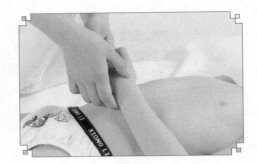

【功效主治】头痛、目赤肿痛、耳鸣等病症。

【按摩方法】将拇指置于阳溪穴上，用指腹揉按1~3分钟，以局部有酸胀感为度。

弹拨上廉 〈 防治肩痛、理肠胃 〉

上廉穴有调理肠胃、通经活络、调腑气的作用，尤其对有关大肠病症者效果更佳，与上、下巨虚穴作用相近。

【穴位定位】
上廉位于前臂背面桡侧，当阳溪与曲池连线上，肘横纹下3寸处。

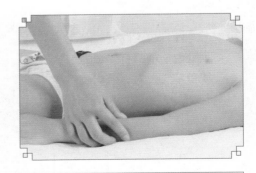

【功效主治】腹痛、上肢痹痛、肠鸣、泄泻等病症。

【按摩方法】将拇指置于上廉穴上，用指腹弹拨50~100次，以局部皮肤潮红为度。

弹拨下廉 ◀ 调理肠胃、通经活络 ▶

下廉、上廉两穴功能略同，均有舒筋活络、理气通腑之功，能缓解及治疗头痛、目痛、腹胀、腹痛等。

【穴位定位】
下廉位于前臂背面桡侧，阳溪与曲池连线上，肘横纹下4寸。

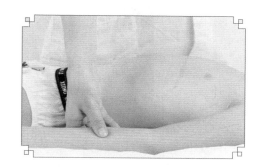

【功效主治】腹痛、腹胀、前臂痛、头痛等病症。

【按摩方法】将拇指置于下廉穴上，用指腹弹拨1～3分钟，以局部皮肤潮红为度。

揉按少海 ◀ 理气通络、益心安神 ▶

少海穴是心经的合穴，心主血脉，主神志，故可养心安神、通络止痛，治疗心神病。

【穴位定位】
屈肘，少海位于肘横纹内侧端与肱骨内上髁连线的中点处。

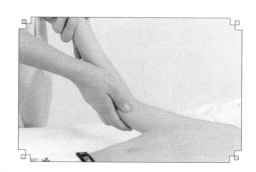

【功效主治】前臂麻木、头痛、牙痛等病症。

【按摩方法】将拇指置于少海穴上，用指腹揉按1～2分钟，以局部有酸胀感为度。

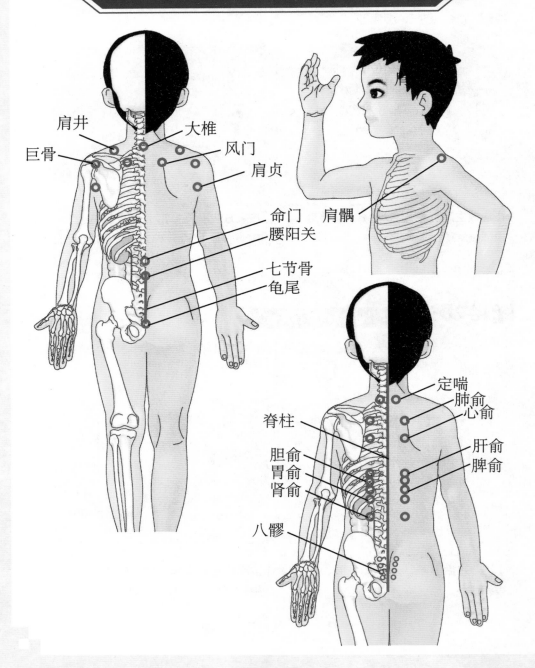

肩背腰骶部常用穴位

肩井　大椎

巨骨　风门

肩贞

命门

腰阳关

七节骨

龟尾

肩

肩髃

定喘

肺俞

心俞

脊柱

肝俞

胆俞

脾俞

胃俞

肾俞

八髎

拿捏肩井 【发汗解表、舒筋活络】

拿肩井穴多于治疗结束时运用，作为结束手法，称总收法；治疗感冒发热时，常与拿风池穴等手法合用。

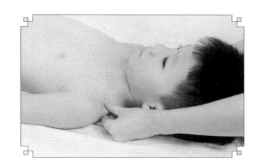

【穴位定位】
肩井位于肩上，前直乳中，当大椎与肩峰端连线的中点上。

【功效主治】小儿感冒、惊厥、上肢抬举不利、颈项强痛、肩背肘臂疼痛等病症。

【按摩方法】用拇指与食指、中指相对成钳形用力，拿捏住肩井穴，做持续的揉捏动作50～100次。

挟提大椎 【清热解表、祛风止咳】

宝宝百日咳可首选拿大椎穴。如果宝宝高烧不退，吮痧大椎穴结合清天河水等退烧手法，效果很不错。擦大椎通鼻塞，治疗鼻炎效果也很好。

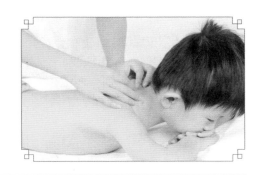

【穴位定位】
大椎位于后正中线上，第七颈椎棘突下凹陷中。

【功效主治】项强、热病、咳嗽、感冒、气喘、落枕、小儿麻痹后遗症、小儿舞蹈病等病症。

【按摩方法】用拇指和食、中两指相对，挟提大椎穴，双手交替捻动向前推进，重复操作50～100次，力度由轻至重，再由重至轻。

揉按巨骨 ⟨ 疏通经络、止疼痛 ⟩

巨骨穴位于肩部，除了可以治疗肩部的疾患外，经常按摩对高热痉挛、下牙痛等也有一定的缓解作用。

【穴位定位】
巨骨位于肩上部，当锁骨肩峰端与肩胛冈之间凹陷处。

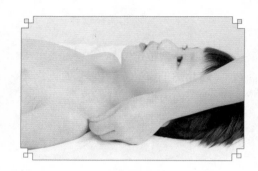

【功效主治】肩臂疼痛、上肢痿痹、手臂挛急等病症。

【按摩方法】先用拇指、食指拿捏巨骨穴3～5分钟，再并拢，用指腹揉按3～5分钟，以局部有酸胀感为度。

揉按肩髃 ⟨ 通利关节、疏散风热 ⟩

肩髃穴不仅能治疗肩臂疾患，缓解肩臂部的疼痛，对风热引起的荨麻疹、牙痛等也有缓解和治疗效果。

【穴位定位】
肩髃位于肩部三角肌上，臂外展或向前平伸时，当肩峰前下方凹陷处。

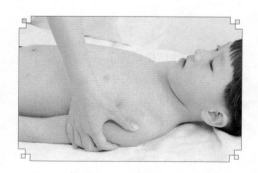

【功效主治】肩臂痹痛、肘痛、上肢酸软等病症。

【按摩方法】将拇指置于肩髃穴上，用指腹按揉50～100次，以局部有酸胀感为度。

推擦肩贞 ◀ 宣通肺气、止咳化痰 ▶

分推肩贞穴有宣通肺气、止咳化痰的作用。对于外感初咳，分推肩贞穴5～10分钟，一天两次，止咳效果非常明显。

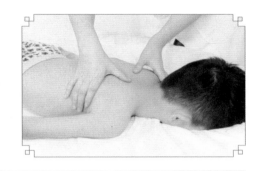

【穴位定位】

肩贞位于肩关节后下方，臂内收时，腋后纹头上1寸（指寸）。

【功效主治】急慢性支气管炎、支气管哮喘。

【按摩方法】用双手的拇指或食指、中指从肩贞穴开始，沿着肩胛骨内侧缝边缘做"八"字形从上往下分推，往返30～50次。

推七节骨 ◀ 温阳止泻、泻热通便 ▶

推上七节骨穴可以治疗脱肛，临床最好与止腹泻四大手法合用，这样效果更好。推下七节骨穴能泻热通便，可治便秘，临床常配合其他通便手法。

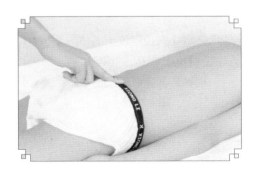

【穴位定位】

七节骨位于腰骶正中，第四腰椎至尾骶骨处。

【功效主治】虚寒腹痛、肠鸣、腹泻、肠热便秘等病症。

【按摩方法】用拇指或食指、中指指腹自下向上，或自上向下直推100～300次，分别称推上七节骨和推下七节骨，向上推止泻，向下推通便。

揉按风门 ◀ 解表通络、止咳平喘 ▶

风门穴是足太阳膀胱经的经穴，为督脉及足太阳膀胱经的交会穴，是临床驱风最常用的穴位之一。父母经常刺激小儿此穴，有宣通肺气的功效。

【穴位定位】
风门位于背部，当第二胸椎棘突下，旁开1.5寸。

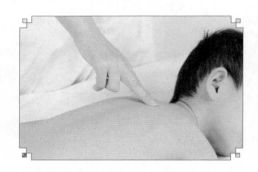

【功效主治】感冒、咳嗽、发热、头痛、项强、胸背痛等病症。

【按摩方法】将食指、中指并拢，用指腹顺时针揉按风门穴20～30次，力度适中，以局部有酸胀感为度。

揉按心俞 ◀ 安神益智、治胸闷 ▶

心俞穴为心脏的背俞穴，与心脏联系密切。适当刺激小儿心俞穴能有效调节心脏功能，补充心神气血，达到养护心脏的目的。

【穴位定位】
心俞位于背部，当第五胸椎棘突下，旁开1.5寸。

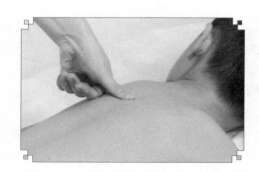

【功效主治】心痛、惊悸、健忘、癫痫、胸闷、遗尿、脑瘫、盗汗等病症。

【按摩方法】用拇指指腹以顺时针方向回旋揉动心俞穴20～30次，力度由轻至重再至轻。

揉龟尾　◀ 通调督脉、和胃助运 ▶

龟尾穴是一个智能穴，按摩此穴位具有双向调节的作用，所以无论治疗腹泻还是与之相反的便秘，都会取此穴。

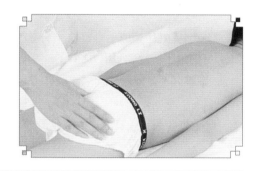

【穴位定位】
龟尾位于尾椎骨末端。

【功效主治】腹泻、便秘、小儿惊风、遗尿、脱肛、痢疾、便血、精神分裂症及脊强、小儿囟陷等病症。

【按摩方法】以拇指或食指、中指指腹揉龟尾穴100~300次。

揉按肺俞　◀ 疏风解表、宣肺止咳 ▶

肺俞穴是很重要的一个穴位，是膀胱经上治疗呼吸系统疾病的要穴。按揉肺俞穴有补肺气的作用，故多用于治疗肺系虚证。

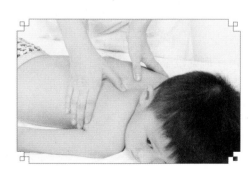

【穴位定位】
肺俞位于背部，当第三胸椎棘突下，旁开1.5寸。

【功效主治】发热、咳嗽、流鼻涕、痰鸣、咳喘、胸闷、胸痛等病症。

【按摩方法】用两手拇指，或食指、中指指端按揉肺俞穴50~100次。

揉按肝俞 〔 疏肝理气、通络明目 〕

肝俞穴历来被视为肝脏的保健要穴。经常刺激小儿肝俞穴可起到调肝护肝的作用。肝胆相照，肝功能正常运行，血气充足，胆自然就健康。

【穴位定位】
肝俞位于背部，当第九胸椎棘突下，旁开1.5寸。

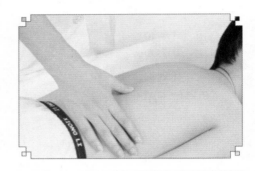

【功效主治】黄疸、胁痛、目赤肿痛、近视、烦躁、惊风等病症。

【按摩方法】用拇指指腹先以顺时针方向揉按肝俞穴10～30次，再以逆时针方向揉按10～30次。

揉按胆俞 〔 疏肝利胆、治黄疸 〕

胆俞穴是足太阳膀胱经的经穴，具有疏肝解郁、理气止痛的作用，是治疗胆疾的重要腧穴。经常刺激小儿胆俞穴对胆腑有很好的保养作用。

【穴位定位】
胆俞位于背部，当第十胸椎棘突下，旁开1.5寸。

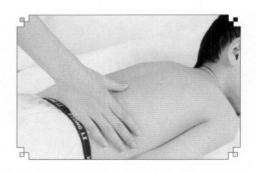

【功效主治】黄疸、口苦、胸胁痛、潮热、咽痛等病症。

【按摩方法】用拇指指腹先以顺时针方向揉按胆俞穴50～100次，再以逆时针方向揉按50～100次。

揉按脾俞 ◀ 健脾和胃、祛湿 ▶

经常刺激小儿脾俞穴有健脾和胃的作用，可增强脾脏的运化功能，促进消化吸收，主治脾胃不和引起的相关病症，尤其是因消化功能减弱而致的身体衰弱。

【穴位定位】
脾俞位于背部，当第十一胸椎棘突下，旁开1.5寸。

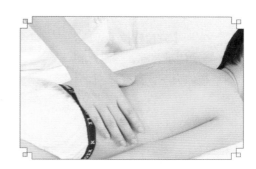

【功效主治】呕吐、腹泻、疳积、食欲不振、四肢乏力、消化不良等病症。

【按摩方法】用拇指指腹先以顺时针方向揉按脾俞穴50～100次，再以逆时针方向揉按50～100次。

揉按胃俞 ◀ 和胃助运、治腹胀 ▶

胃俞穴是胃气的保健穴，可增强人体后天之本。经常刺激小儿胃俞穴可增强胃的功能，对肠胃疾患有特效。

【穴位定位】
胃俞位于背部，当第十二胸椎棘突下，旁开1.5寸。

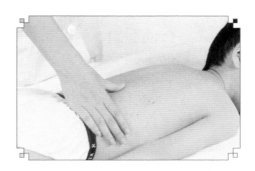

【功效主治】胸胁痛、胃脘痛、呕吐、腹胀、肠鸣、疳积等病症。

【按摩方法】用拇指指腹以顺时针方向回旋揉动胃俞穴50～100次，以局部有酸胀感为度。

揉按肾俞 〔 益肾助阳、治遗尿 〕

肾俞穴具有培补肾元的作用。肾藏精，精血是生命的根本。经常刺激小儿肾俞穴，能促进肾脏的血流量，改善肾脏的血液循环，达到强肾护肾的目的。

【穴位定位】
肾俞位于腰部，当第二腰椎棘突下，旁开1.5寸。

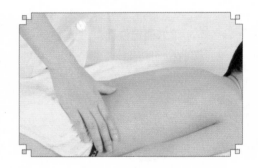

【功效主治】腹泻、便秘、遗尿、耳鸣、耳聋、哮喘、下肢痿软等病症。

【按摩方法】用拇指指腹先以顺时针方向揉按肾俞穴10～30次，再以逆时针方向揉按10～30次。

揉按八髎 〔 温补下元、治便秘 〕

八髎穴是调节人一身气血的总开关。经常按摩、艾灸小儿八髎穴区域可以由外向内温补下元，补益气血。

【穴位定位】
八髎位于第一、二、三、四骶后孔中，又称上髎、次髎、中髎、下髎，左右共8个穴位，合称"八髎"。

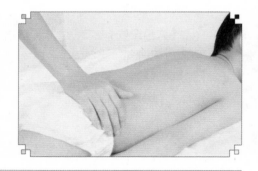

【功效主治】小便不利、遗尿、腰痛、便秘、腹泻、佝偻病、脊髓灰质炎后遗症等病症。

【按摩方法】将掌根按压在八髎穴上，顺时针揉按30～50次。

揉按命门 ❨ 温肾壮阳、消水肿 ❩

命门穴为生命的重要门户。经常按摩小儿命门穴可疏通督脉上的气滞点，加强其与任脉的联系，起到强肾固本、强健骨骼的作用。

【穴位定位】
命门位于腰部，当后正中线上，第二腰椎棘突下凹陷中。

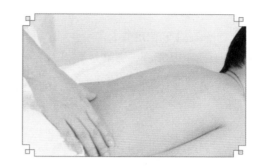

【功效主治】遗尿、腹泻、哮喘、水肿、头痛、耳鸣等病症。

【按摩方法】用拇指指端以顺时针方向回旋揉动命门穴50~100次，力度由轻至重再至轻。

揉按腰阳关 ❨ 补肾强腰、治遗尿 ❩

腰阳关穴是督脉上元阴、元阳的相交点，是阳气通行的关隘。刺激小儿腰阳关穴有除湿降浊、强健腰膝的作用，能很好地改善腰部疾患。

【穴位定位】
腰阳关位于腰部，当后正中线上，第四腰椎棘突下凹陷中。

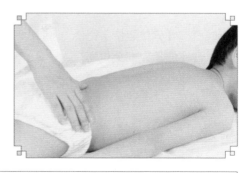

【功效主治】遗尿、泄泻、哮喘、水肿、脊髓灰质炎等病症。

【按摩方法】用拇指指端以顺时针方向回旋揉动腰阳关穴50~100次，力度由轻至重再至轻。

揉按定喘 〈 止咳平喘、通宣理肺 〉

小儿肺脏娇弱，容易受风、寒、热等外邪侵袭，肺失宣肃而发生咳嗽。按揉定喘穴能宽胸理气、补肾平喘止咳，治疗肺系疾病。

【穴位定位】
定喘位于背部，当第七颈椎棘突下，旁开0.5寸。

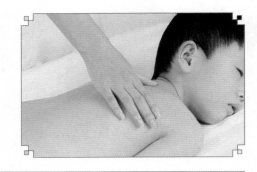

【功效主治】哮喘、百日咳、落枕、肩背痛、支气管炎等病症。

【按摩方法】用拇指指端以顺时针方向回旋揉动定喘穴50~100次，力度由轻至重再至轻。

捏脊 〈 解表通络、理气血 〉

捏脊常用于治疗小儿疳积之类病症，所以又称"捏积疗法"。捏脊还能够疏通经络，调节脏腑，从而起到提高免疫力、减少疾病的作用。

【穴位定位】
脊柱位于大椎至龟尾之间，成一直线。

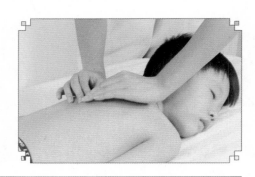

【功效主治】小儿惊风、失眠、疳积、厌食、腹泻、便秘、腹痛、夜啼、烦躁等病症。

【按摩方法】将拇指与食指、中指相对，挟提脊柱两侧的皮肤，双手交替捻动，向前推进3~5遍。

胸腹部按摩常用穴位

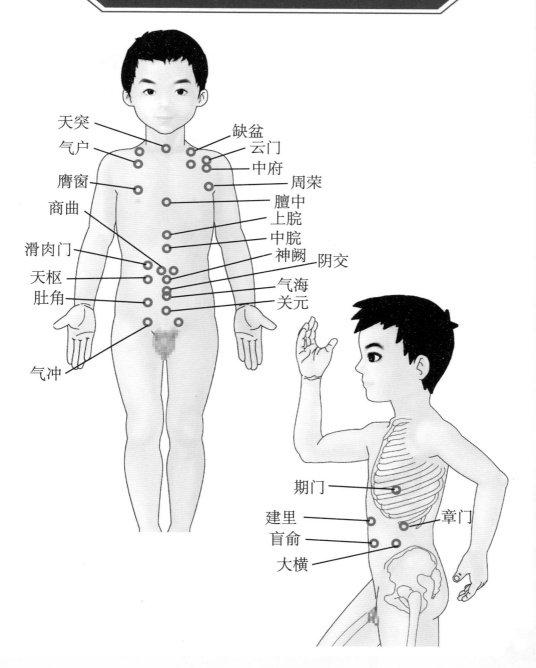

天突
气户
膺窗
商曲
滑肉门
天枢
肚角
气冲

缺盆
云门
中府
周荣
膻中
上脘
中脘
神阙　阴交
气海
关元

期门
建里
盲俞
大横

章门

揉天突 ◀ 降逆止呕、理气平喘 ▶

如果孩子感冒期间声音嘶哑，除按揉天突穴外，可以轻轻地揉扁桃体外方1～3分钟，加上按揉廉泉穴1～3分钟，每天1～2次，坚持3天。

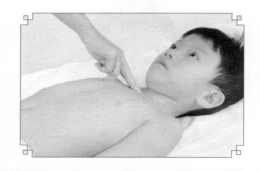

【穴位定位】
天突位于颈部，当前正中线上，胸骨上窝中央。

【功效主治】小儿打嗝、咳嗽、呕吐、食欲不振、咽喉炎、扁桃体炎、咽喉肿痛、胸闷等病症。

【按摩方法】将食指、中指紧并，轻揉患儿颈部天突穴1～2分钟。

分推膻中 ◀ 理气止痛 ▶

膻中穴为理气之要穴，推揉膻中穴能宽胸理气，对于治疗内伤久咳、气虚咳、咳喘，尤其是对于久咳特别有效。

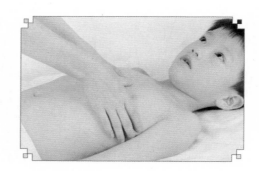

【穴位定位】
膻中位于胸部，当前正中线上，平第四肋间，两乳头连线的中点。

【功效主治】胸闷、吐逆、痰喘、咳嗽、支气管炎、心悸、心烦等病症。

【按摩方法】用双手拇指指腹从膻中穴向两边分推至乳头处30～50次，力度适中。

揉按缺盆 （调理气血、清咽止咳）

日常生活中可以多深呼吸，促进缺盆穴的血液循环，让经过此处的经气更通畅，以防治与缺盆相关的经络上的疾病。

【穴位定位】
缺盆位于锁骨上窝中央，距前正中线4寸处。

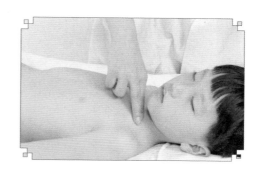

【功效主治】咽喉肿痛、咳嗽、哮喘等病症。

【按摩方法】将食指、中指并拢，用指腹揉按缺盆穴100~200次，以局部有酸胀感为度。

揉按云门 （清肺理气）

云门穴有清肺理气、泻四肢热、清肺热、除烦满、利关节的作用。当出现胸闷烦热等浊气郁滞表现时，可以经常按摩云门穴排除胸中浊气。

【穴位定位】
云门位于胸前壁的外上方，肩胛骨喙突上方，锁骨下窝凹陷，距前正中线6寸处。

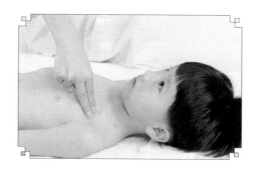

【功效主治】咳嗽、咳痰、哮喘、呃逆等病症。

【按摩方法】将食指、中指并拢，用指腹揉按云门穴60~80次，以局部有酸胀感为度。

揉按中脘 ◀ 健脾养胃、降逆利水 ▶

中脘穴和足三里穴是后天之本，肚脐及背部的命门穴是先天之本。对于小孩急性呕吐，揉中脘穴及足三里穴就能迅速缓解。

【穴位定位】
中脘位于上腹部，前正中线上，当脐中上4寸。

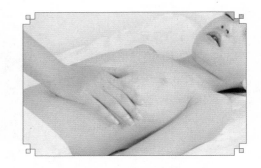

【功效主治】小儿泄泻、呕吐、腹胀、腹痛、食欲不振、嗳气、食积等病症。

【按摩方法】用手掌紧贴中脘穴，揉动皮下的组织，幅度逐渐扩大，揉按100～200次。

揉摩神阙（肚脐） ◀ 温阳散寒、消食导滞 ▶

很多宝宝体检时发现有缺血，建议妈妈们多为宝宝揉肚脐和足三里穴。只要能坚持一段时间，贫血将会得到改善。

【穴位定位】
神阙位于腹中部，脐中央。

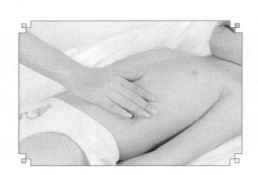

【功效主治】腹痛、久泄、脱肛、痢疾、水肿、便秘、尿失禁、消化不良、疳积、腹胀等病症。

【按摩方法】将手掌放在神阙穴上，手掌面要紧贴皮肤，在皮肤表面做顺时针回旋性的揉摩100～200次。

揉按中府 ◖ 清肺热、止咳喘 ◗

中府穴是手太阴肺经的募穴，意为天地之气在胸中储积之处，具有宣肺、止咳、平喘、调摄之功，对肺部疾病如咳嗽、气喘、胸闷等症状有缓解作用。

【穴位定位】
中府位于胸前壁的外上方，云门下1寸，平第一肋间隙，距前正中线6寸。

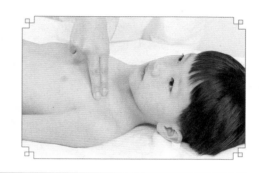

【功效主治】咳嗽、哮喘、肺炎、肺结核、胸痛等病症。

【按摩方法】将食指、中指并拢，用指腹揉按中府穴100次，以局部有酸胀感为度。

揉气户 ◖ 止咳平喘 ◗

气户穴为气出入肺部的门户，主治咳嗽、气喘等肺系疾患。如果进食速度过快，或者吸入冷空气时，很容易产生呃逆的现象，可以通过按摩气户穴来缓解。

【穴位定位】
气户位于胸部，当锁骨中点下缘，距前正中线4寸。

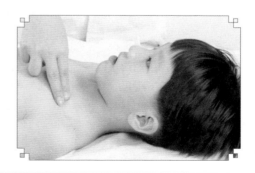

【功效主治】呼吸喘鸣、咽喉肿痛、咳嗽、气喘等病症。

【按摩方法】先用食指、中指指腹揉按气户穴3~5分钟，再用掌心推揉3~5分钟，以局部皮肤发热为度。

揉按天枢 ◄ 消食导滞、祛风止痛 ►

大肠功能出现问题，天枢穴处会有痛感。刺激天枢穴可改善肠腑功能，缓解各种肠道症状，还能辅助治疗便秘。

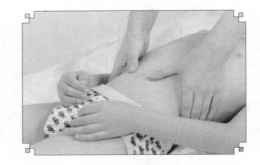

【穴位定位】
天枢位于腹中部，脐中旁开2寸。

【功效主治】腹胀、腹痛、腹泻、痢疾、便秘、食积不化、急慢性肠胃炎等病症。

【按摩方法】用拇指指腹按揉天枢穴50~100次；用手掌平伏按于胁肋后，以均衡的压力推抹向天枢穴80~100次。

揉按关元 ◄ 培补元气、泄浊通淋 ►

揉关元具有培肾固本、温补下元、分清别浊的功效，对于泌尿系统疾病的治疗效果尤其好。

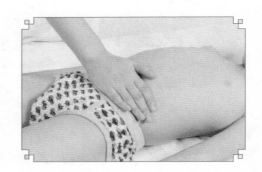

【穴位定位】
关元位于下腹部，前正中线上，当脐中下3寸。

【功效主治】小儿小腹疼痛、吐泻、食欲不振、消化不良、夜尿症、慢性腹泻、脱肛、遗尿、尿潴留等病症。

【按摩方法】将手掌放在关元穴上，手掌面要紧贴皮肤，在皮肤表面做顺时针回旋性的摩揉80~100次。

揉按膺窗 ◀ 止咳消肿 ▶

膺窗穴位于胸部，可以疏泄胸中郁气，治疗咳逆、胸痛、胸膜炎等胸部病症，有宽胸理气、消痈止痛、止咳宁嗽、消肿清热的作用。

【穴位定位】
膺窗位于胸部，当第三肋间隙，距前正中线4寸。

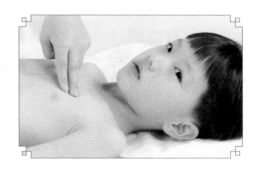

【功效主治】气喘、咳嗽、胸胁胀痛等病症。

【按摩方法】先用食指、中指指腹揉按膺窗穴1~3分钟，再用掌心揉按1~3分钟，以局部皮肤潮红为度。

揉按周荣 ◀ 顺气强肺 ▶

周荣穴属足太阴脾经，脾脏统血、散精，营养周身，且此穴位于胸部，故能治疗胸痛引背、咳逆上气等胸肺部疾患及饮食不下、呃逆等脾胃疾患。

【穴位定位】
周荣位于胸外侧部，当第二肋间隙，距前正中线6寸。

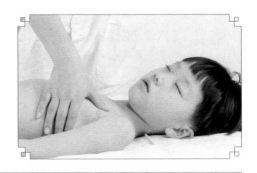

【功效主治】咳嗽、气喘、胸胁胀痛、胸部疼痛等病症。

【按摩方法】将拇指置于周荣穴上，用指腹揉按1~2分钟，以局部有酸胀感为度。

揉按滑肉门 ▸健脾化湿、清心开窍◂

滑肉门穴位于腹部，为足阳明胃经上的穴位之一。揉按此处穴位时，有打隔、放屁，以及肠胃蠕动或轻泻等现象，都属于正常反应。

【穴位定位】
滑肉门位于上腹部，当脐中上1寸，距前正中线2寸。

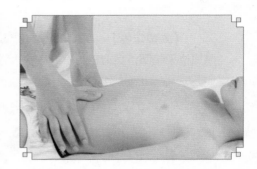

【功效主治】胃痛、恶心、呕吐、慢性胃肠炎、脱肛、吐舌、舌强等病症。

【按摩方法】用拇指指腹揉按滑肉门穴1~2分钟，以局部皮肤潮红为度。

揉按上脘 ▸和胃降逆、化痰宁神◂

上脘穴能促进肠道蠕动，父母经常刺激该穴位，可改善小儿因饮食过快所造成的食物淤积于胃部以引起的不适，起到对食管的保护作用。

【穴位定位】
上脘位于上腹部，前正中线上，当脐中上5寸。

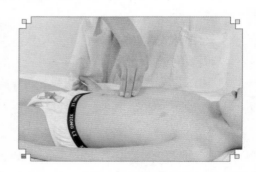

【功效主治】消化不良、水肿、纳呆、腹泻、腹胀、咳嗽痰多等病症。

【按摩方法】将食指、中指、无名指并拢，用指腹以顺时针方向揉按上脘穴1~3分钟，以局部皮肤潮红为度。

揉按商曲　◀ 消积止痛 ▶

商曲穴是冲脉、足少阴肾经的交会穴。此穴位于腹部，有理中气、调胃肠的作用，故对腹痛、便秘、腹胀等胃肠病症也有治疗效果。

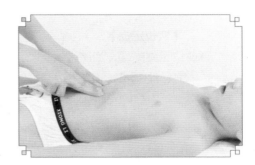

【穴位定位】
商曲位于上腹部，当脐中上2寸，前正中线旁开0.5寸。

【功效主治】腹痛、泄泻、便秘、肠炎等病症。

【按摩方法】将食指、中指并拢，用指腹揉按商曲穴1～3分钟，以局部皮肤潮红为度。

揉按建里　◀ 健胃和气 ▶

建里穴为任脉上的重要穴位之一。本穴有调理脾胃之功。父母经常刺激此穴，可改善孩子脾胃功能，增进食欲。

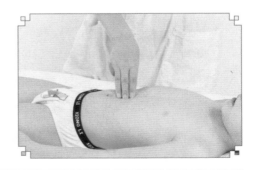

【穴位定位】
建里位于上腹部，前正中线上，当脐中上3寸。

【功效主治】食欲不振、消化不良、急（慢）性肠炎、腹胀等病症。

【按摩方法】将食指、中指、无名指并拢，用指腹按揉建里穴1～3分钟，以局部有酸胀感为度。

点按肓俞 理气止痛

肓俞穴属足少阴肾经，此穴有积脂散热之功效。经常按摩肓俞穴对治疗腹痛、腹胀、呕吐、泄泻、便秘、疝痛、小便淋沥等相关疾病有特效。

【穴位定位】
肓俞位于腹中部，当脐中旁开0.5寸。

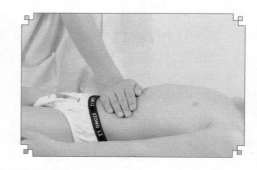

【功效主治】 疝气、脐痛、呕吐、便秘等病症。

【按摩方法】 先用掌心揉按肓俞穴1～3分钟，再用拇指指腹点按1～3分钟，以局部皮肤潮红为度。

揉按阴交 通经活血

阴交穴为任脉上的穴位之一，也叫少关、横户穴。经常按摩此穴对治疗脐周疼痛、泄泻、肠梗阻等相关疾病有特效。

【穴位定位】
阴交位于下腹部，前正中线上，当脐中下1寸。

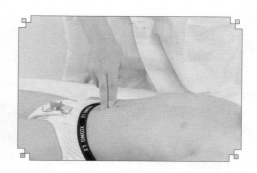

【功效主治】 腹痛、绕脐冷痛、腹满水肿、泄泻、疝气、小便不利、鼻出血等病症。

【按摩方法】 将食指、中指并拢，用指腹按揉阴交穴1～3分钟，以局部有酸胀感为度。

揉按气海 ◀ 益气助阳、止腹痛 ▶

气海穴是人体防病强身的要穴之一，有培补元气的作用。父母经常刺激此穴，可改善小儿气虚体弱症状。

【穴位定位】
气海位于下腹部，前正中线上，当脐中下1.5寸。

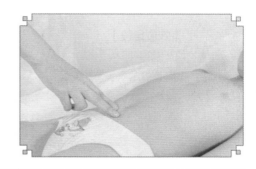

【功效主治】水肿、腹胀、便秘、泄痢、食欲不振、遗尿、疝气等病症。

【按摩方法】将食指、中指并拢，用指腹以顺时针方向揉按气海穴80～100次，以局部皮肤潮红为度。

揉按大横 ◀ 温中散寒、调理肠胃 ▶

大横穴是足太阴脾经、阴维脉的交会穴，能治肠腹气之病，为治腹痛、泻痢的常用穴。

【穴位定位】
大横位于腹中部，距脐中4寸。

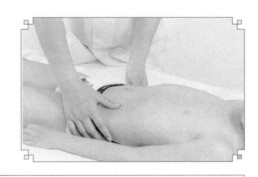

【功效主治】腹胀、腹痛、脾胃虚寒、便秘、痢疾、泄泻等病症。

【按摩方法】将拇指置于大横穴上，用指腹按揉50～100次，以局部皮肤潮红为度。

揉按气冲 ❧ 理气止痛 ❧

入冬前后，孩子出现四肢冰凉时，可以按揉大腿内侧的气冲穴来缓解症状。本穴还能治呃逆，呃逆不止，即气上冲也，治之最效。

【穴位定位】
气冲位于腹股沟稍上方，当脐中下5寸，距前正中线2寸。

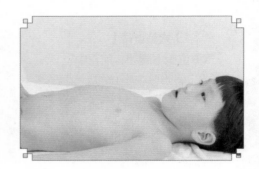

【功效主治】少腹痛、疝气、肠鸣、腹痛等病症。

【按摩方法】将食指、中指并拢，用指腹按揉气冲穴1~2分钟，以局部皮肤潮红为度。

揉按期门 ❧ 疏肝理气、活血 ❧

期门穴为足厥阴肝经之募穴，足太阴脾经、足厥阴肝经、阴维之会。经常刺激小儿该穴，可增强肝脏的排毒功能。

【穴位定位】
期门位于胸部，当乳头直下，第六肋间隙，前正中线旁开4寸。

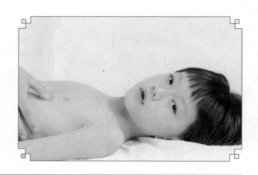

【功效主治】胸胁胀痛、呕吐、肝炎、肝肿大、胆囊炎、黄疸等病症。

【按摩方法】将拇指置于期门穴上，先用指腹揉按1~3分钟，再推揉1~3分钟，力度适中，以局部皮肤潮红为度。

揉按章门 (疏肝健脾、理气散结)

章门穴是脾的募穴，为足厥阴、少阳之会。五脏之气禀于脾，脾气在章门穴聚集、汇合，凡和五脏相关的疾病都可以通过刺激章门穴治疗或者缓解。

【穴位定位】
章门位于侧腹部，当第十一肋游离端的下方。

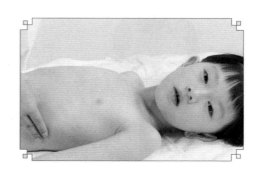

【功效主治】消化不良、疳积、腹痛、腹胀、泄泻、呕吐、胸胁疼痛、黄疸等病症。

【按摩方法】将食指、中指并拢，用指腹揉按章门穴1～3分钟，力度适中，以局部皮肤潮红为度。

揉按肚角 (理气消滞、止腹痛)

孩子脾胃功能较成人虚弱，稍不注意就会出现腹痛、腹泻的情况。肚角穴堪称孩子腹痛的克星，父母进行适当刺激，可得到良好的效果。

【穴位定位】
肚角位于脐下2寸，旁开2寸的大筋上。

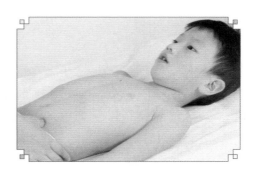

【功效主治】腹痛、腹泻、便秘、夜卧不安等病症。

【按摩方法】用拇指指腹以顺时针方向揉按肚角穴80～100次，以局部皮肤潮红为度。

下肢部按摩常用穴位

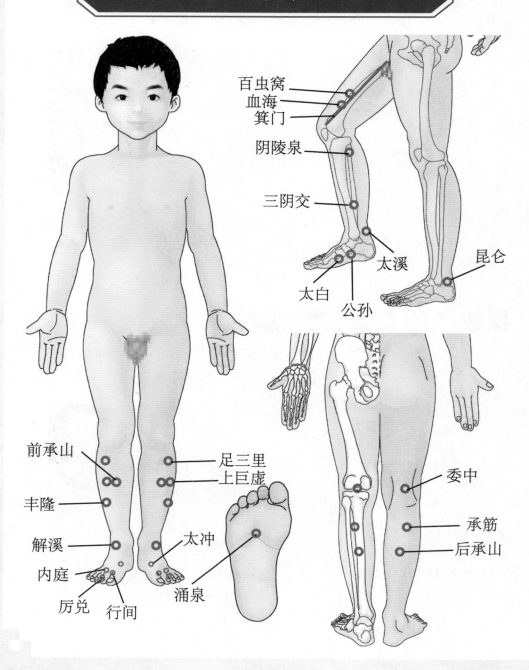

百虫窝
血海
箕门
阴陵泉
三阴交
太溪
昆仑
太白
公孙
前承山
足三里
上巨虚
丰隆
委中
解溪
承筋
后承山
内庭
太冲
厉兑
行间
涌泉

揉按足三里 {通络导滞}

民间有"常揉足三里，像吃老母鸡"的说法，其实足三里穴不仅可以用按揉法，艾灸足三里穴也是非常棒的。

【穴位定位】
足三里位于小腿前外侧，当犊鼻下3寸，距胫骨前缘一横指（中指）。

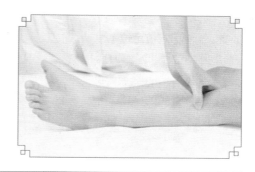

【功效主治】呕吐、腹泻、腹胀、腹痛、肠鸣、便秘、痢疾、疳积、下肢痿痹等病症。

【按摩方法】用拇指指腹用力按压足三里穴一下，然后以顺、逆时针的方向各揉按三下，一按三揉为1次，操作50～100次。

揉按丰隆 {化痰平喘、和胃降气}

揉丰隆穴能化痰平喘、和胃气。主治腹胀、痰多、咳嗽、气喘等。

【穴位定位】
丰隆位于小腿前外侧，当外踝尖上8寸，条口穴外，距胫骨前缘二横指（中指）。

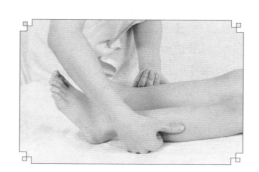

【功效主治】头痛、眩晕、癫狂、痰多咳嗽、下肢痿痹、腹胀、便秘等病症。

【按摩方法】将拇指指腹按压在丰隆穴上，以顺时针的方向揉按30～50次，再以逆时针的方向揉按30～50次。

揉按委中 ◀ 疏通经络、熄风止痉 ▶

"腰背委中求"，委中穴有舒筋通络、散瘀活血、清热解毒的作用。刺激小儿该穴可以治疗腰背疼痛，对一些下肢疾病也有缓解和治疗的作用。

【穴位定位】
委中位于腘横纹中点，当股二头肌腱与半腱肌肌腱的中间。

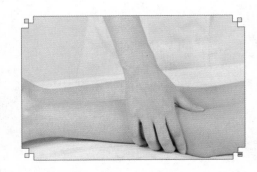

【功效主治】惊风、抽搐、下肢痿软无力、腹痛、遗尿等病症。

【按摩方法】用拇指指腹以顺时针方向揉按委中穴200～300次，力度由轻至重。

揉按承筋 ◀ 疏筋活络 ▶

承筋穴位于小腿后侧，可治疗下肢挛痛、抽筋等病症。经常按摩此穴，还能改善脱肛、痔疮、便秘等肠腑病症。

【穴位定位】
承筋位于小腿后面，当委中与承山的连线上，腓肠肌肌腹中央，委中下5寸。

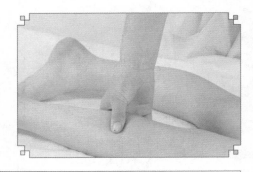

【功效主治】下肢挛痛、抽筋、痔疮等病症。

【按摩方法】将拇指置于承筋穴上，用指腹揉按1～3分钟，以局部有酸胀感为度。

推揉涌泉 ◀ 散热生气、聪耳明目 ▶

揉涌泉穴和揉命门穴配合是传统的增高法。推涌泉穴能滋阴退热、引火归元、止吐止泻，主治发热、呕吐、腹泻、惊风、目赤肿痛等。

【穴位定位】
涌泉位于足掌心前1/3与后2/3交界处的凹陷处。

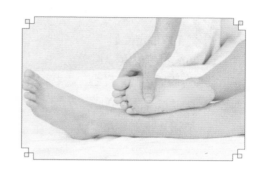

【功效主治】发热、呕吐、腹泻、五心烦热、失眠、便秘、休克、中暑、癫痫、目赤肿痛、口舌生疮等病症。

【按摩方法】将拇指指腹按压在涌泉穴上，以顺时针的方向揉按30～50次，再以逆时针的方向揉按30～50次。

揉按阴陵泉 ◀ 健脾理气、通经活络 ▶

宝宝消化不良、大便不易成形，可多多按揉阴陵泉穴，治疗过敏引发的湿疹也可以揉按阴陵泉穴。

【穴位定位】
阴陵泉与阳陵泉相对，在小腿内侧，胫骨内侧髁后下方凹陷处。

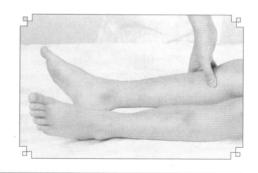

【功效主治】遗尿、尿失禁、尿路感染、腹水、腹胀、食欲不振、水肿、黄疸、肠炎、消化不良等病症。

【按摩方法】用拇指指腹揉按阴陵泉穴1～3分钟。

推箕门 ◀ 清热利尿、治水泻 ▶

如果脾脏功能弱，其运化水湿之力势必减弱，会让体内湿气过旺，出现小便不利、水肿等情况。刺激箕门穴可有效改善以上症状。

【穴位定位】
箕门位于大腿内侧，膝盖上缘至腹股沟成一直线。

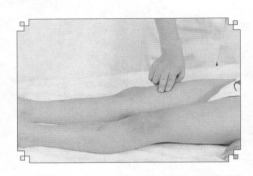

【功效主治】小便赤涩不利、尿闭等病症。

【按摩方法】将食指、中指并拢，用指腹从腹股沟部位推至膝盖内侧上缘，操作100～300次。

揉按百虫窝 ◀ 祛风活血、治瘙痒 ▶

百虫窝穴有祛风活血、驱虫止痒的作用，其能够治疗许多皮肤疾病，如风疹、荨麻疹、湿疹等，还能治疗蛔虫病和下部生疮等疾患。

【穴位定位】
屈膝，百虫窝位于大腿内侧，髌底内侧端上3寸，即血海上1寸。

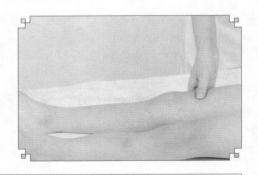

【功效主治】下肢瘫痪及痹痛、四肢抽搐、惊风、昏迷不醒、湿疹、皮炎等病症。

【按摩方法】用拇指指腹以顺时针的方向揉按百虫窝穴50～100次，以局部有酸胀感为度。

揉按三阴交 ⫷ 通经活络、调和气血 ⫸

　　宝宝有时会出现尿痛、尿不尽等泌尿系统问题，多揉三阴交穴效果超棒。另外，针对湿疹宝宝也可以选择按揉此穴。

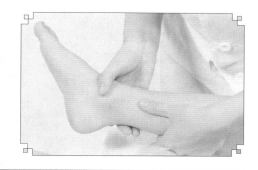

【穴位定位】
三阴交位于小腿内侧，足内踝尖上3寸，胫骨内侧缘后方。

【功效主治】遗尿、小便频数、涩痛不利、癃闭等泌尿系统疾病及下肢痿软、贫血乏力等病症。

【按摩方法】用拇指指腹用力点按三阴交穴50～100次。

点揉太溪 ⫷ 清热止咳 ⫸

　　太溪穴是足诊三脉"决生死，处百病"的三大独特要穴之一，是全身的大补穴。宝宝腺样体肥大、扁桃体肿大、中耳炎都可以选择按揉太溪穴。

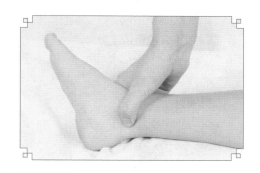

【穴位定位】
太溪位于足内侧，内踝后方，当内踝尖与跟腱之间的凹陷。

【功效主治】头痛目眩、咽喉肿痛、牙痛、鼻出血、耳聋、耳鸣、咳嗽、气喘、黄疸、足跟肿痛等病症。

【按摩方法】用拇指指腹按揉太溪穴1～2分钟。

揉按上巨虚 ◀ 通经活络、调肠胃 ▶

上巨虚穴为大肠经的下合穴，常用于治疗腹痛、腹泻、便秘、消化不良等大肠疾患。

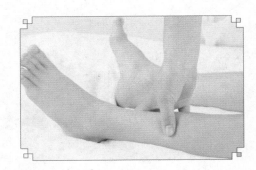

【穴位定位】
上巨虚位于小腿前外侧，当犊鼻下6寸，距胫骨前缘一横指（中指）。

【功效主治】阑尾炎、胃肠炎、泄泻、便秘、下肢痉挛、膝关节肿痛等病症。

【按摩方法】用拇指指腹用力按压上巨虚穴一下，然后顺时针揉按三下，称一按三揉，操作3~5分钟。

拨后承山 ◀ 通经活络、止抽搐 ▶

小儿若出现腰背疼痛、小腿痉挛等状况，按压后承山穴能缓解上述症状。本穴对痔疮、便秘等肛门部疾患也有治疗功效。

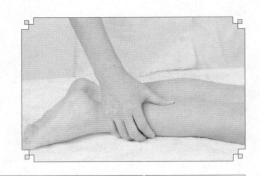

【穴位定位】
后承山位于小腿后面正中，委中与昆仑之间，当伸直小腿或足跟上提时腓肠肌肌腹下出现的尖角凹陷处。

【功效主治】惊风抽搐、便秘等病症。

【按摩方法】用拇指指腹横向拨动后承山穴10~30次，以局部皮肤潮红为度。

揉按太冲 ◀ 疏肝养血、清利下焦 ▶

现代人容易生气、胸闷，按揉太冲穴时会发现酸胀感明显。从太冲穴往大脚趾和二脚趾的缝推，可以帮助我们疏肝理气。

【穴位定位】
太冲位于足背侧第一、第二跖骨间隙的后方凹陷中。

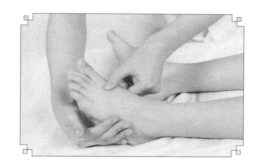

【功效主治】头晕、头痛、呕吐、目赤肿痛、咽痛喉痹、胸胁胀满、绕脐腹痛、水肿、便秘等病症。

【按摩方法】用拇指指腹稍用力旋转按揉太冲穴2～3分钟。

揉按前承山 ◀ 熄风定惊、行气通络 ▶

当宝宝肠绞痛、肠痉挛时，前承山穴往往也会呈现紧张的收缩状态，多拿揉、按揉前承山穴，直至放松，对于缓解腹痛效果非常好。

【穴位定位】
前承山位于小腿胫骨旁，与后承山相对。

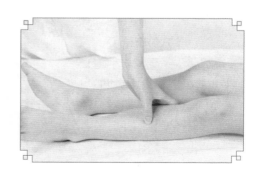

【功效主治】下肢抽搐、小儿麻痹症、肌肉萎缩、惊风、昏迷不醒等病症。

【按摩方法】用拇指指尖按在前承山穴上，掐压3~5次；然后用拇指指腹按压此穴，顺、逆时针的方向各揉按30~50次。

揉按昆仑 ⊰ 散热化气、通经活络 ⊱

昆仑穴是足太阳膀胱经的经穴，父母可多刺激小儿昆仑穴，能够增强下肢肌肉力量，缓解足跟痛的症状。

【穴位定位】
昆仑位于足部外踝后方，当外踝尖与跟腱之间的凹陷处。

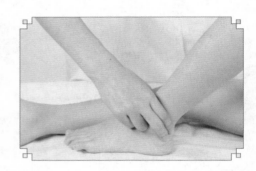

【功效主治】头痛、小儿惊风、腰腿疼痛、下肢痉挛、足跟痛等病症。

【按摩方法】将食指、中指并拢，用指腹上下揉按昆仑穴30～50次，以局部有酸胀感为度。

掐解溪 ⊰ 清胃化痰、镇惊 ⊱

解溪穴是足阳明胃经的母穴，"虚则补其母"，刺激解溪穴有健运脾胃、补益气血、强健经筋的作用，可以放松身心，改善脑供血不足。

【穴位定位】
解溪位于足背与小腿交界处的横纹中央凹陷中，当拇长伸肌腱与趾长伸肌腱之间。

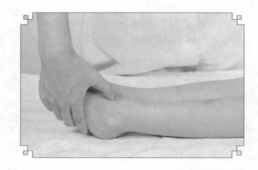

【功效主治】下肢痿痹、踝关节病等病症。

【按摩方法】将拇指置于解溪穴上，用指尖重掐3～5次，以局部有酸痛感为度。

揉按内庭 ◀ 清胃泻火、理气止痛 ▶

内庭穴最显著的一个特点就是可以祛胃火，可以说是胃火的克星。凡是胃火引起的牙痛、咽喉痛、鼻出血、口臭、便秘都可以按摩内庭穴。

【穴位定位】
内庭位于足背，当第二、第三趾间，趾蹼缘后方赤白肉际处。

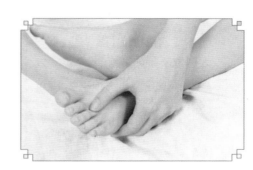

【功效主治】胃热上冲、胸腹胀满、小便出血、耳鸣等病症。

【按摩方法】将拇指置于内庭穴上，用指腹揉按1~2分钟，以局部有酸胀感为度。

夹按厉兑 ◀ 清热和胃、苏厥醒神 ▶

厉兑穴归属足阳明胃经，有缓解治疗面肿、齿痛、咽喉肿痛、心腹胀满等作用。

【穴位定位】
厉兑位于足第二趾末节外侧，距趾甲角0.1寸（指寸）。

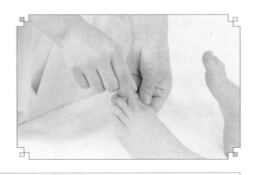

【功效主治】咽喉肿痛、腹胀腹痛、热病、多梦、惊啼等病症。

【按摩方法】将拇指与食指相对，用手指关节夹按厉兑穴1~2分钟，以局部皮肤潮红为度。

推按太白 ◀ 健脾、助消化 ▶

太白穴为足太阴脾经上的穴位，当孩子出现流口水、消化不良、腹胀等脾虚症状时，可以经常按摩孩子的太白穴来缓解。

【穴位定位】
太白位于足内侧缘，当足大趾本节（第一跖趾关节）后下方赤白肉际凹陷处。

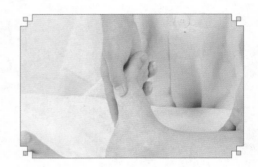

【功效主治】腹胀、胃痛、完谷不化、肠鸣、腹泻等病症。

【按摩方法】将拇指置于太白穴上，用指腹推按太白穴50～100次，以局部皮肤潮红为度。

按揉公孙 ◀ 健脾胃、助消化 ▶

公孙穴是足太阴脾经的络穴，又是八脉交会穴之一，通冲脉。经常刺激小儿该穴，可以兼治脾胃和胸腹部的疾病。

【穴位定位】
公孙位于足内侧缘，当第一跖骨基底的前下方。

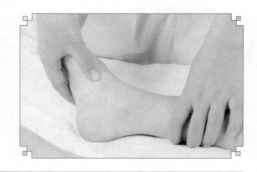

【功效主治】腹痛、呕吐、水肿、胃痛、消化不良等病症。

【按摩方法】将拇指置于公孙穴上，用指腹按揉50～100次，以局部皮肤潮红为度。

揉按血海 ◄ 调经统血、健脾化湿 ►

血海穴隶属足太阴脾经，可引血归脾，犹如百川归海，故名。脾经负责身体血液的正常运行，经常刺激小儿血海穴，可调和气血，治疗各种血证。

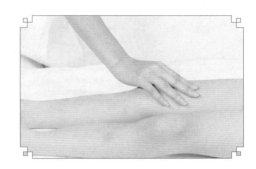

【穴位定位】
屈膝，血海位于大腿内侧，髌底内侧端上2寸，股四头肌内侧头的隆起处。

【功效主治】湿疹、荨麻疹、膝痛、腹胀等病症。

【按摩方法】将拇指置于血海穴上，用指腹按揉50～100次，以局部有酸胀感为度。

点按行间 ◄ 熄风活络 ►

行间穴为足厥阴肝经上的穴位，按摩行间穴对于疏肝理气、调畅气机很有帮助，对肝气郁滞引起的腹胀、消化不良、便秘等均可得到缓解。

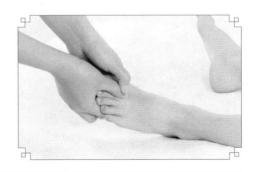

【穴位定位】
行间位于足背侧，第一、第二趾间，趾蹼缘的后方赤白肉际处。

【功效主治】小儿惊风、消化不良、耳鸣、耳聋、眩晕等病症。

【按摩方法】将两手拇指交叠，以指腹点按行间穴1～3分钟，以局部有酸胀感为度。

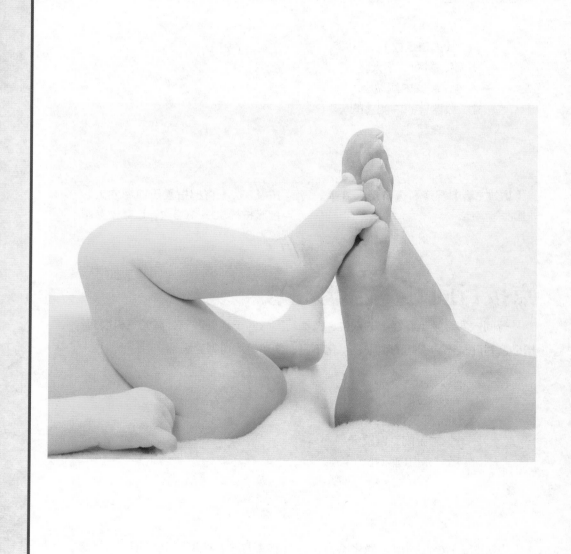

第三章
小儿常见病推拿，
捏捏按按百病消

　　穴位与经络的治疗功能已被现代临床医学所证实。穴位是经络上的重要节点，通过刺激穴位，就可以起到调整经络气血、平衡阴阳的作用。大量的临床实践证明，小儿推拿确有增强免疫功能的作用，同时，小儿推拿还可以使小儿气血充盈，饮食不偏，食欲旺盛，发育正常等。

咳嗽——好发于婴幼儿期

　　小儿咳嗽是小儿呼吸系统疾病之一。当呼吸道有异物或受到过敏性因素的刺激时，即会引起咳嗽。婴幼儿期的宝宝脏腑娇嫩，肺脏容易引起感染，很容易引发咳嗽等疾病。此外，呼吸系统疾病大部分都会引起呼吸道急、慢性炎症，均可引起咳嗽。根据患病程度可分为急性、亚急性和慢性咳嗽。

宝宝中招了吗？

　　中医将咳嗽分为外感咳嗽和内伤咳嗽两大类。外感咳嗽主要表现为咳嗽、痰稀薄白，常伴鼻塞、流清涕、喷嚏频频、恶寒头痛、肢节酸痛、舌苔薄白、脉浮紧等。内伤咳嗽主要表现为咳嗽日久、干咳无痰，或少痰而不易咳出，或痰中带血。

国医大师支招

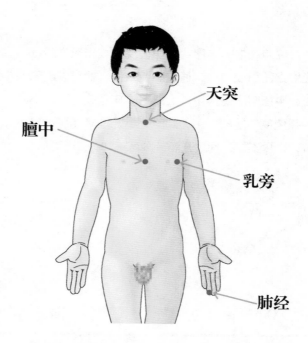

❧ 清肺经100次 ❧

【肺经位置】位于无名指末节螺纹面。

【操作方法】妈妈用食指螺纹面桡侧贴穴位上，自无名指指端向指根的方向直推，反复操作100次。

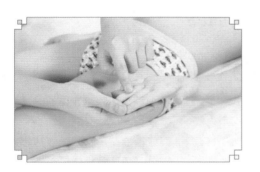

❧ 揉按天突1分钟 ❧

【天突位置】位于颈部，当前正中线上，胸骨上窝中央。

【操作方法】妈妈用食指端螺纹面微屈贴穴位，向下向里按揉，随小儿呼吸起落，反复操作1分钟。

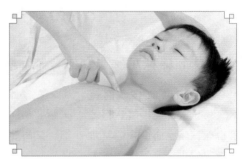

❧ 推揉膻中1分钟 ❧

【膻中位置】位于胸部，当前正中线上，平第四肋间，两乳头连线的中点。

【操作方法】用双手拇指指腹按在膻中穴上，以顺时针的方向揉按1分钟。

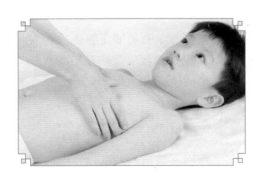

❧ 揉乳旁1分钟 ❧

【乳旁位置】位于胸部，当乳头外旁开2分处。

【操作方法】妈妈用拇指或中指端于穴位上，做旋转揉动，反复操作1分钟。

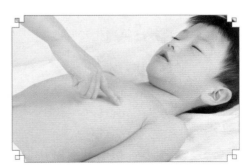

随证加减

外感咳嗽	开天门，推坎宫，推太阳，拿风池，推上三关，退下六腑，拿合谷。
内伤咳嗽	补脾经，补肾经，揉中脘，按揉足三里，揉肺俞，揉肾俞，补肺经。

送给妈妈们的TIPS

肺部减压

宝宝咳嗽痰多时，可将宝宝的头抬高，将其抱起，用空心掌轻拍其背部，促进痰液排出，减少腹部对肺部的压力。

保证睡眠质量

孩子体内生长激素在入睡1小时后分泌最为旺盛，父母要培养孩子良好的睡眠习惯，以抵御呼吸道感染。

及时就医

若孩子咳嗽较重、时间较长，应及时就医，不得擅自给孩子服用止咳药物，以免抑制排痰反射及不良反应。

宝宝饮食调理

饮食宜清淡

以富有营养且易消化和吸收的食物为宜。

忌虾蟹

这类食物不但会加重咳嗽症状，还有可能致使小儿过敏。

多喝温开水

宝宝咳嗽时要喝足够的水，来满足其生理代谢需要。充足的水分可帮助稀释痰液，便于咳出。

忌咸酸食物

食物太咸易诱发咳嗽；而酸食会敛痰，使痰不易咳出。

感冒——好发于婴幼儿期

小儿感冒即为小儿上呼吸道急性感染，简称上感。大部分患儿感冒是以病毒感染为主，此外也可能是支原体或细菌感染。风寒感冒主要症状为发热轻、恶寒重、头痛、鼻塞等症状。风热感冒主要症状为发热重、恶寒轻，检查可见扁桃体肿大、充血等症状。

宝宝中招了吗？

感冒俗称伤风，是由病毒引起的上呼吸道感染，是小儿最常见的疾病之一，有传染性，一年四季均可发生，以冬、春季节多见，一般可分为外感风寒与外感风热两大感冒。一般伴有夹食、夹惊者多，为小儿患本病过程中与成年人不同的特点。

国医大师支招

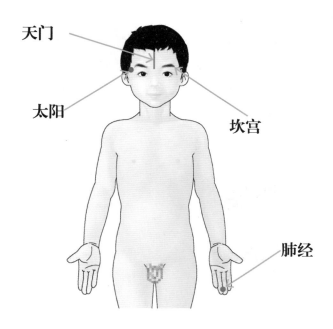

天门

太阳

坎宫

肺经

❧ 开天门30次 ❧

【天门位置】两眉头连线的中点至前发际成一条直线。

【操作方法】用两手拇指桡侧交替向上直推，反复操作30次。

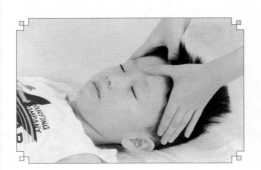

❧ 推坎宫30次 ❧

【坎宫位置】自眉心起沿眉向眉梢成一横线。

【操作方法】用两手拇指桡侧由眉头向眉梢直推，反复操作30次。

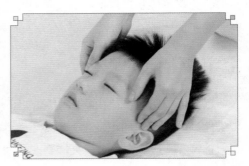

❧ 按揉太阳100次 ❧

【太阳位置】位于颞部，当眉梢与目外眦之间，向后约一横指的凹陷处。

【操作方法】父母用拇指指腹顺时针揉按太阳穴50~100下。

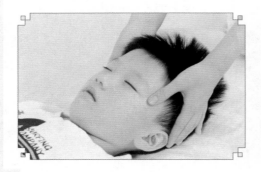

❧ 清肺经300次 ❧

【肺经位置】位于无名指末节螺纹面。

【操作方法】用拇指指腹由无名指掌面末节指纹向指尖方向推动为清肺经，推300下。

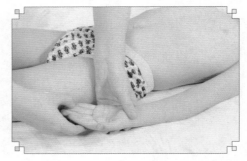

随证加减

风寒感冒	按揉内劳宫，按揉合谷。
风热感冒	揉曲池，按大椎，退六腑。

送给妈妈们的TIPS

积极锻炼

　　小儿需要适当到户外活动，进行体育锻炼，只要持之以恒，便可增强体质，预防上呼吸道感染。

避免环境污染

　　尽量不要带孩子到人多、空气密闭的地方，避免病毒、空气污染等发病诱因。

注意温度变化

　　根据气温适时加减衣服，穿衣过多或过少，室温过高或过低，天气骤变，都有可能诱发感冒。

宝宝饮食调理

吃易消化的食物

　　婴幼儿在感冒时，最好吃容易消化且营养较高的食物，如可以多吃一些营养丰富的黄绿色蔬菜，这样可以增强抵抗力。

补充维生素C

　　预防婴幼儿感冒，最好多吃橙子、苹果等富含维生素C的水果，有助于增强抵抗力。

注意提高食欲

　　宝宝感冒后食欲会下降，做清淡又容易吞咽的食物，有助于提高宝宝的食欲。

发热——好发于婴幼儿期

发热是指体温异常升高，为小儿常见病症。可见于多种急、慢性疾病中，根据其发病原因，可分为外感发热、胃肠积滞发热、体虚内热三类。但传染病及组织坏死发热，不属按摩范围。

宝宝中招了吗？

发热有时是身体对外来细菌、病毒侵入的一种警告，是婴幼儿一种天生的自我保护功能，有时是由身体某些机能问题引起的。小儿正常体温是36～37.3℃，只要小儿体温超过正常的体温37.3℃即为发热。临床一般伴有面赤唇红、烦躁不安、呼吸急促等症状。低度发热体温介于37.3～38℃之间，若体温高、发热持续时间过长，应及早就医。

国医大师支招

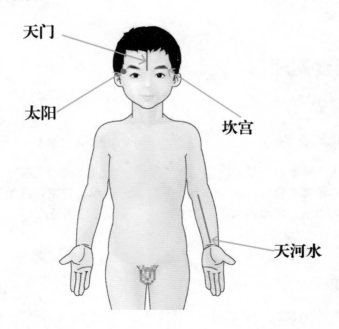

❧ 开天门30次 ❧

【天门位置】两眉头连线的中点至前发际成一条直线。

【操作方法】用双手拇指桡侧，交替向上直推，反复操作30次。

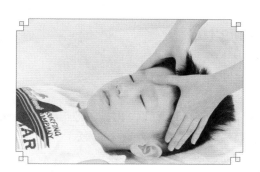

❧ 推坎宫30次 ❧

【坎宫位置】自眉心起沿眉向眉梢成一横线。

【操作方法】用双手拇指桡侧，由眉头向眉梢方向直推，反复操作30次。

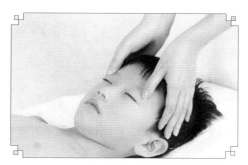

❧ 揉太阳30次 ❧

【太阳位置】位于颞部，当眉梢与目外眦之间，向后约一横指的凹陷处。

【操作方法】用拇指螺纹面贴穴位上，向耳朵方向旋转按揉，反复操作30次。

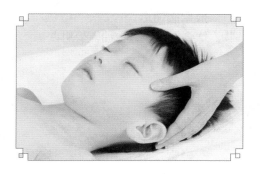

❧ 清天河水100次 ❧

【天河水位置】位于前臂正中，自腕至肘，成一直线。

【操作方法】用食、中二指螺纹面，从腕关节向肘关节直推，反复操作100次。

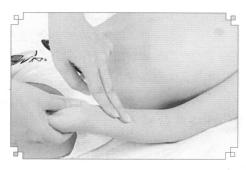

随证加减

胃肠积滞	清胃经，清大肠经，退六腑。
体虚内热	补脾经，清天河水，推涌泉，捏脊。

送给妈妈们的TIPS

物理降温

6 个月以上的宝宝可以使用退热贴，一旦发热超过38℃即可在孩子的额头、后颈各贴一片，或用湿毛巾进行冷敷。同时，用温水为孩子擦拭身体，也能起到降温的作用。

注意体温

体温在38 ℃ 以下时，一般不需要特殊处理，但需多观察、多饮水；体温在38 ~ 38.5℃时，应穿较薄的衣物，促进皮肤散热，室温保持在15 ~ 25℃；体温高于38.5℃时，且持续时间较长，则需及时就医。

宝宝饮食调理

补充足够的水分

体液、尿液、汗液是降温的必要途径，多饮开水、鲜果汁、绿豆汤等，宜吃些有生津解渴、解毒散热作用的水果，如猕猴桃、草莓等。

适当喂些盐糖水

如宝宝发热时伴有腹泻，可适当喂些盐糖水。

采用少食多餐制

根据病情选择流质、半流质食物。饮食宜清淡，少油腻少甜食。

忌多食蜂蜜

吃蜂蜜会使孩子内热得不到很好的消除，容易并发其他病症。

支气管炎——好发于儿童期、青少年期

支气管炎是小儿的常见疾病，可分为急性和慢性两种。急性支气管炎，多因风寒外侵，肺气郁闭，或因环境不良，吸入带刺激性的气味，或灰尘所引起；慢性支气管炎为伤风、流行性感冒、百日咳、伤寒、麻疹等引起，日久不愈，则转为慢性，每年冬季可发作。

宝宝中招了吗？

小儿支气管炎是儿童常见呼吸道疾病，患病率高，一年四季均可发生，冬春季节达高峰。当患支气管炎时，小儿常常有不同程度的发热、咳嗽、食欲减退或伴呕吐、腹泻等，较小儿童还可能有喘憋、喘息等毛细支气管炎表现。尽管有少数患儿可能发展成为支气管肺炎，但大多数患儿病情较轻，以在家用药治疗和护理为主。

国医大师支招

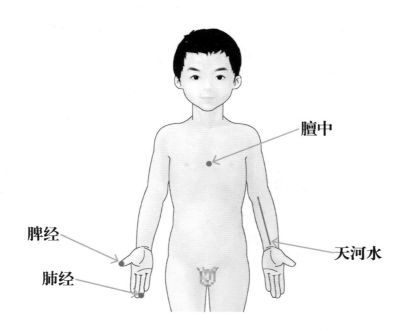

膻中

脾经

肺经

天河水

❧ 清肺经100次 ❧

【肺经位置】位于无名指末节螺纹面。

【操作方法】用拇指桡侧，从指根向指尖方向直推，反复操作100次。

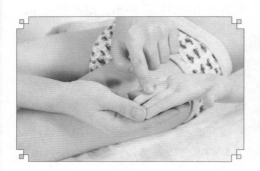

❧ 补脾经100次 ❧

【脾经位置】位于拇指末节螺纹面。

【操作方法】用拇指螺纹面紧贴穴位上做顺时针方向旋转揉动，反复操作100次。

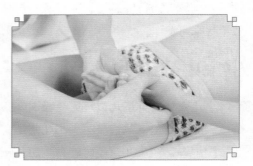

❧ 揉膻中100次 ❧

【膻中位置】位于胸部，当前正中线上，平第四肋间，两乳头连线的中点。

【操作方法】用食、中二指螺纹面紧贴穴位上，做顺时针方向旋转揉动100次。

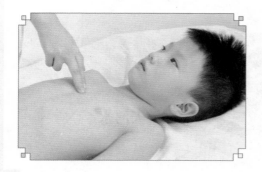

❧ 清天河水100次 ❧

【天河水位置】位于前臂正中，自腕至肘，成一直线。

【操作方法】用食、中二指螺纹面，从腕关节向肘关节直推，反复操作100次。

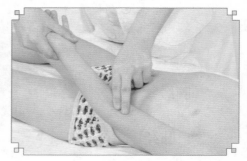

随证加减

急性支气管炎	分阴阳，揉小天心，揉一窝风，平肝经，清胃经，顺运内八卦，揉肺俞。
慢性支气管炎	补肺经，补肾经，合阴阳，揉肺经，揉小横纹。

送给妈妈们的TIPS

皮肤润滑

按摩时，手指应蘸少量黄酒，以增强疗效、润滑皮肤，也可用姜汁或葱白汁代替。

防止伤食

少食辛辣香燥、炙煿食物及肥甘厚味，防止内伤乳食。

翻身拍背

婴幼儿咳嗽时，除拍背外，还应帮助翻身，每1~2小时一次，使患儿保持半卧位，有利痰液排出。

宝宝饮食调理

 喂水

小儿患支气管炎时有不同程度的发热，水分蒸发较大，应注意给患儿多喂水。可用糖水或糖盐水补充，也可用米汤、蛋汤补给。饮食以半流质为主，以增加体内水分，满足机体需要。

 养充分

小儿患支气管炎时营养物质消耗较大，加之发热及细菌毒素影响胃肠功能，消化吸收不良，因而患儿体内营养缺乏是不容忽视的。对此，家长对患儿要采取少量多餐的方法，给予清淡、营养充分均衡且易消化吸收的半流质或流质饮食，如稀饭、煮软的面条、鸡蛋羹、新鲜蔬菜、水果汁等。

支气管哮喘——好发于儿童期、青少年期

支气管哮喘是小儿常见的一种变态反应性疾病，以呼气困难和支气管哮鸣为特征，分为虚、实两类。实证多由于外感风寒、痰火内阻、水饮乘肺而致。虚证多因元气虚耗、肾不纳气所致。本病常由上呼吸道感染诱发，多数小儿属于过敏体质。

宝宝中招了吗？

目前认为支气管哮喘是一种慢性气道持续的炎症性疾病，许多细胞在其发病中起到重要作用，如淋巴细胞、嗜酸性粒细胞、肥大细胞等，并伴有非特异性气道反应明显增高，以气道的高反应性（BHR）为主要临床特征的一种多因性疾病。在临床上主要表现为反复可逆性的喘息和咳嗽发作，胸闷、呼吸困难。这些症状常是可逆的，但也可变重偶致死亡。故对哮喘的防治应予重视。

国医大师支招

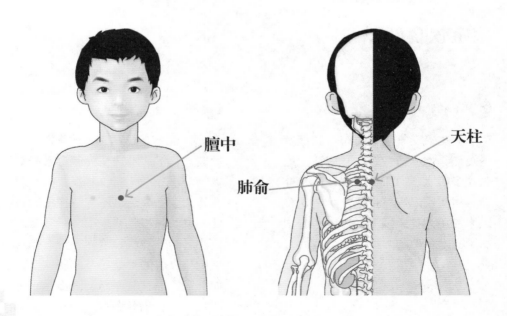

膻中

天柱

肺俞

❧ 揉膻中100次 ❧

【膻中位置】位于胸部，当前正中线上，平第四肋间，两乳头连线的中点。

【操作方法】用食指螺纹面贴穴位上，做顺时针方向旋转揉动100次。

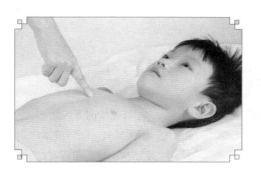

❧ 擦膻中100次 ❧

【膻中位置】位于胸部，当前正中线上，平第四肋间，两乳头连线的中点。

【操作方法】用手掌腹面贴穴位上，做上下往返摩擦100次，以有温热感为度。

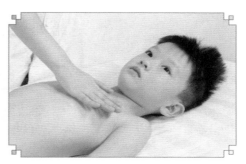

❧ 揉肺俞100次 ❧

【肺俞位置】位于背部，当第三胸椎棘突下，旁开1.5寸。

【操作方法】患儿俯卧，用拇指或食指、中指二指螺纹面按于穴位，做顺时针方向旋转按揉，反复操作100次。

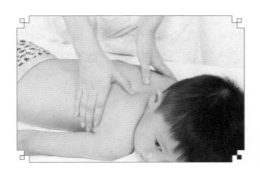

❧ 揉身柱100次 ❧

【身柱位置】位于背部后正中线上，第三胸椎棘突下凹陷中。

【操作方法】家长用食指指腹蘸油推揉身柱穴至发热。以有酸麻胀痛的感觉为佳，反复操作100次。

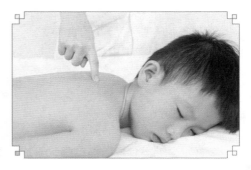

随证加减

实喘者	揉小横纹，逆运内八卦，清天河水，揉板门，揉小天心，揉一窝风，清肺经，退六腑，清小肠经。
虚喘者	补肾经，揉小天心，揉小横纹，逆运内八卦，推四横纹，揉二马，补脾经，清肺经。

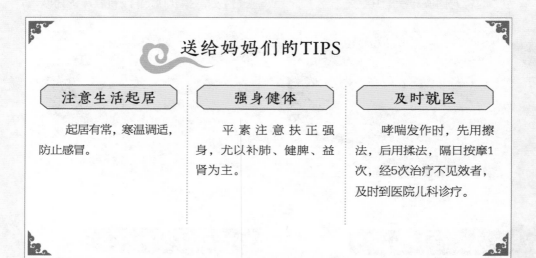

送给妈妈们的TIPS

注意生活起居

起居有常，寒温调适，防止感冒。

强身健体

平素注意扶正强身，尤以补肺、健脾、益肾为主。

及时就医

哮喘发作时，先用擦法，后用揉法，隔日按摩1次，经5次治疗不见效者，及时到医院儿科诊疗。

宝宝饮食调理

饮食营养

平时多吃一些有营养的食物，多吃一些维生素、蛋白质含量高的食物。

母乳

婴儿应以母乳为主，母乳中含分泌型免疫蛋白抗体，能增加呼吸道的抵抗力。

含钙食物

多食用含钙类食物，能增强气管抗过敏能力，如豆腐、棒子骨等。

慢性扁桃体炎——好发于儿童期

慢性扁桃体炎是小儿常见疾病之一，由上呼吸道感染，或长期中耳炎、颈淋巴结炎等导致。其主要症状是咽部和扁桃体充血红肿及疼痛，可见黄白色分泌物，偶尔有低热，食欲欠佳。慢性扁桃体炎可引起肾炎、风湿等全身性疾病和鸡胸、漏斗胸，应及时治疗。

宝宝中招了吗？

扁桃体炎是儿童时期常见病、多发病，分为急性、慢性扁桃体炎，在季节更替、气温变化时容易发病。表现为发热、咳嗽、咽痛，严重时高热不退、吞咽困难，检查可见扁桃体充血、肿大、化脓。慢性扁桃体炎为扁桃体的持续感染性炎症，多由于急性扁桃体炎反复发作或因腭扁桃体隐窝引流不畅，隐窝内细菌、病毒滋生感染而演变为慢性炎症，检查可见扁桃体肥大、充血，或可见分泌物，颌下淋巴结肿大。

国医大师支招

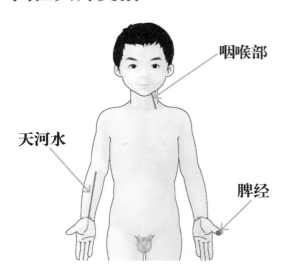
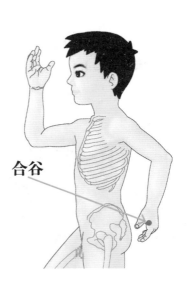

咽喉部

天河水

脾经

合谷

❧ 清天河水100次 ❧

【天河水位置】位于前臂正中，自腕至肘，成一直线。

【操作方法】用食、中二指螺纹面，从腕关节横纹向肘关节横纹直推，反复操作100次。

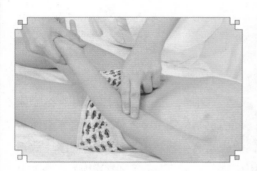

❧ 推合谷100次 ❧

【合谷位置】位于手背大拇指和食指的虎口处。

【操作方法】用拇指端桡侧面贴穴位上，从腕关节桡侧缘向虎口直推，反复操作100次。

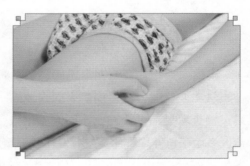

❧ 擦咽喉部100次 ❧

【咽喉位置】下颌骨中点至胸骨上窝成一直线。

【操作方法】用拇指与食指螺纹面分别置于咽喉两侧，上下往返擦抹，反复操作100次。

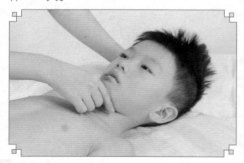

❧ 清脾经100次 ❧

【脾经位置】位于拇指桡侧缘或拇指末节螺纹面。

【操作方法】用拇指桡侧贴穴位上，指侧边缘由指尖向指根方向直推100次。

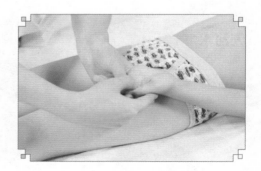

随证加减

风热外侵型	按揉大椎穴，按揉曲池、合谷穴。
肺胃热盛型	清大肠经，退六腑，清小肠经。

送给妈妈们的TIPS

强身健体

　　针对体弱多病的宝宝，专家建议加强锻炼，增强身体的抵抗力。在感冒流行的季节或是看出宝宝出现脸色发红、轻微咳嗽等，可用板蓝根冲剂当茶饮，能起到预防作用。

加强预防

　　对于本身就有慢性扁桃体肥大的宝宝，除了以上措施外还要额外加强保护措施。早晚用淡盐水漱口，以能感到微咸为宜。在很多儿童医院，也有专门针对慢性扁桃体炎的漱口液，对预防慢性扁桃体炎的反复发作特别好。

爱护口腔卫生

　　爱护口腔卫生，养成良好的生活习惯。家长要督促孩子每天早晚刷牙、饭后清水漱口，避免食物残渣存在口腔中。按时就餐，多喝水，多吃青菜、水果，不可偏食肉类，尤其不可过多食用炸鸡、炸鱼。

宝宝饮食调理

　　茶叶对人体具有很好的保健功效，所以自从茶被发现和利用以来，茶与茶疗一直是我国医药学的重要组成部分。以茶作为单方或与其他中药组成复方，用来内服或外用，以此作为养生保健、防病疗疾的一种治疗方法，即称为茶疗。茶疗可谓中国茶文化宝库中的一朵奇葩。茶在中国最早是以药物身份出现的，中国对茶的养生保健和医疗作用的研究与应用有着悠久的历史。

消化不良——好发于婴幼儿期

小儿消化不良是由饮食不当或非感染因素引起的小儿肠胃疾患。常见症状为餐后饱胀、进食量少、上腹痛、嗳气、恶心、上腹灼热感，偶有呕吐、哭闹不安等。这些症状都会影响患儿进食，导致身体营养摄入不足，发生营养不良的概率较高。

宝宝中招了吗？

宝宝消化不良的时候，会出现食欲下降的症状，到了吃饭的时间也不想吃东西，并且有肠鸣的症状，可以听到宝宝肚子发出咕噜咕噜的声音。在夜晚的时候，宝宝会烦躁、啼哭、晚上睡得不安宁，甚至有低烧的情况出现。

国医大师支招

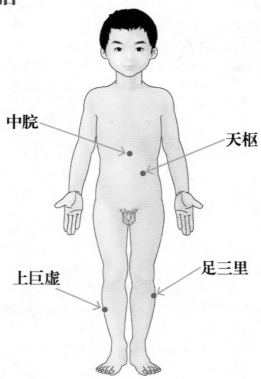

中脘

天枢

上巨虚

足三里

❧ 揉按中脘100次 ❧

【中脘位置】位于上腹部，前正中线上，当脐中上4寸。

【操作方法】用拇指指腹轻柔地匀速回旋按揉中脘穴100次，以皮肤潮红发热为度。

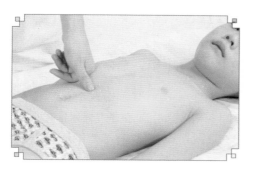

❧ 揉按天枢100次 ❧

【天枢位置】位于腹中部，脐中旁开2寸。

【操作方法】用拇指指腹回旋按揉天枢穴100次，以皮肤潮红发热为度。

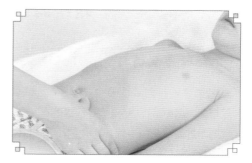

❧ 揉按足三里2分钟 ❧

【足三里位置】位于小腿前外侧，当犊鼻下3寸，距胫骨前缘一横指（中指）。

【操作方法】用拇指指腹揉按足三里穴2分钟，以局部有酸胀感为度。

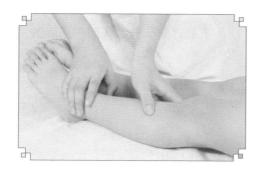

❧ 揉按上巨虚200次 ❧

【上巨虚位置】位于小腿前外侧，当犊鼻下6寸，距胫骨前缘一横指（中指）。

【操作方法】用拇指指腹揉按上巨虚穴200次，以皮肤潮红发热为度。

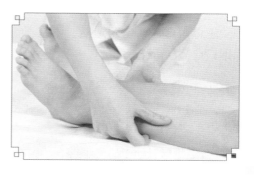

随证加减

脾胃虚弱	揉按脾俞，揉按胃经。
脾虚肝郁	揉按肝俞，揉按肝经。

送给妈妈们的TIPS

合理搭配辅食

提供辅食时要注意合理搭配，避免营养单一。辅食的添加要遵从由少到多、由糊状到颗粒状到半固体的过渡。

适量补充液体

出现呕吐、腹泻等症状的孩子，应及时补充液体，保证体内水分充足。

充分休息

孩子出现消化不良时，让孩子充分休息有助于缓解孩子的不适与心情，从而促进消化。

宝宝饮食调理

饮食定量

注意饮食，宜定时定量，不宜太饱；食物宜新鲜、清洁。

忌辛辣

不要过食辛辣、炙烤和肥腻的食物。

母乳

新生儿尽量给予母乳喂养，不要在夏季让宝宝断奶，喂奶要定时，一次不可喂得太多，两次喂奶中间要让宝宝喝点白开水。

呕吐——好发于新生儿期、婴幼儿期

呕吐是由于胃失和降，气逆于上，迫使食管和胃内容物从口、鼻中涌出。古人以有物有声为呕，有物无声为吐。《小儿推拿广意》中说："有物有声名曰呕，干呕则无物，有物无声名曰吐。"由于呕与吐往往同时并作，故统称为呕吐。

宝宝中招了吗？

呕吐的类型可分3种：

（1）溢乳：在小婴儿，胃呈水平位，胃部肌肉发育未完善，贲门松弛，因而在哺乳过多或吞入空气时，吃奶后常自口角溢出少量乳汁，这种情况比较常见，不影响健康。这不属于呕吐。

（2）普通呕吐：呕吐前常有恶心，以后吐一口或连吐几口，吐出较多胃内容物。多见于饮食不当引起的消化不良，胃肠道感染或全身感染引起的症状性呕吐。

（3）反复呕吐：在小婴儿多见于胃食管反流症，学龄前或学龄儿童多见于再发性呕吐（见后叙述）。

国医大师支招

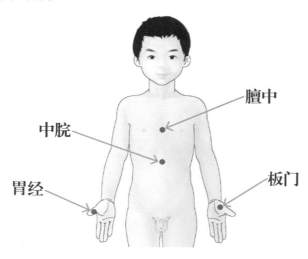

膻中

中脘

胃经

板门

❧ 清胃经100次 ❧

【胃经位置】位于拇指掌侧第一指节。

【操作方法】用拇指外侧缘（桡侧），从指根向指尖方向直推胃经，反复操作100次。

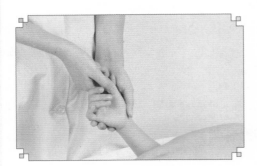

❧ 推板门100次 ❧

【板门位置】位于手掌大鱼际表面（双手拇指近侧，在手掌肌肉隆起处）。

【操作方法】用拇指外侧缘（桡侧），从拇指根推至掌根横纹处，反复操作100次。

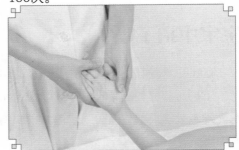

❧ 推、揉中脘各100次 ❧

【中脘位置】位于上腹部，前正中线上，当脐中上4寸。

【操作方法】先用掌揉中脘，再以指端自中脘向上推至喉下或自喉下推至中脘，反复操作100次。

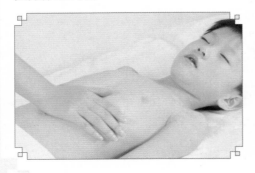

❧ 推揉膻中1分钟 ❧

【膻中位置】位于胸部，当前正中线上，平第四肋间，两乳头连线的中点。

【操作方法】用双手拇指指腹从膻中穴向两边分推至乳头处，反复操作1分钟。

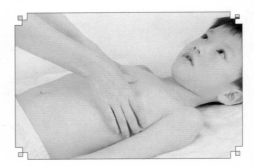

随证加减

脾胃虚弱者	补脾经，揉板门，分推腹阴阳，捏脊。
外邪犯胃	推攒竹，分推坎宫，推太阳，清大肠经，揉外劳宫等。

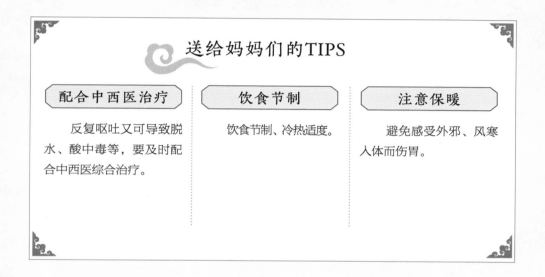

送给妈妈们的TIPS

配合中西医治疗

反复呕吐又可导致脱水、酸中毒等，要及时配合中西医综合治疗。

饮食节制

饮食节制、冷热适度。

注意保暖

避免感受外邪、风寒入体而伤胃。

宝宝饮食调理

禁食

往往父母因看到孩子呕吐，就慌了手脚，当呕吐完毕后，又急着喂孩子吃东西，结果又引起第二波的呕吐。其实，对于呕吐最好的处理是暂时先禁食4~6小时，包括开水、牛奶都不准喝，等待呕吐反应过去。在这段期间，若宝宝吵着要喝水，可以以棉花棒沾水润湿口腔，大宝宝则可以给予棒棒糖安抚。

饮电解质液体

当症状改善，宝宝较舒服时，再给予多次少量电解质液（可以运动饮料代替，但若同时合并腹泻时，应将运动饮料稀释后再喝）。若无明显恶心、呕吐、腹胀情形，可再给予清淡食物（如稀饭、干饭、白吐司、馒头），但应避免乳制品、油腻饮食（这类食物会引起胃胀或恶心感）2~3天。

泄泻——好发于婴幼儿期

泄泻是指粪便溏薄，甚至稀如水样，或有乳便、食物不化等。每日大便次数增多，以一周半岁以下的小儿为多见，大多数发生在夏秋之际。

宝宝中招了吗？

1.大便次数增多，每日3～5次，多者达10次以上，呈淡黄色，如蛋花汤样，或黄绿稀溏，或色褐而臭，可有少量黏液。或伴有恶心、呕吐、腹痛、发热、口渴等症。

2.有乳食不节、饮食不洁或感受时邪病史。

3.重症腹泻及呕吐严重者，可见小便短少、体温升高、烦渴神疲、皮肤干瘪、囟门凹陷、目眶下陷、啼哭无泪等脱水征，以及口唇樱红、呼吸深长、腹胀等酸碱平衡失调和电解质紊乱的表现。

国医大师支招

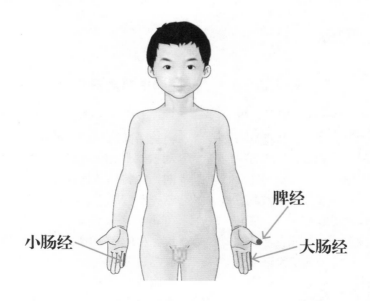

脾经

小肠经

大肠经

❧ 补脾经100次 ❧

【脾经位置】位于拇指桡侧缘或拇指末节螺纹面。

【操作方法】将拇指屈曲，循拇指桡侧边缘向指根直推，反复操作100～200次。

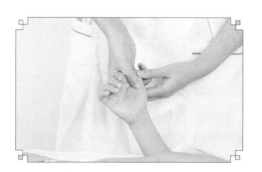

❧ 推大肠经100次 ❧

【大肠经位置】位于食指桡侧缘，自食指尖至虎口，成一直线。

【操作方法】用拇指指腹面桡侧缘，从食指尖直推向虎口，反复操作100次。

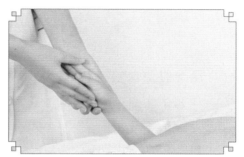

❧ 清小肠100次 ❧

【小肠经位置】位于小指尺侧缘，指尖至指根，成一直线。

【操作方法】以拇指从小指根推向指尖，反复推100次。反之推为补小肠。

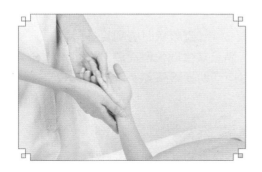

❧ 摩腹100次或5分钟 ❧

【腹位置】在腹部。

【操作方法】将四指并拢，沿肋弓角缘做顺时针或逆时针方向摩腹操作。反复操作100次或5分钟。

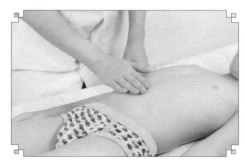

随证加减

寒湿者	揉外劳宫，揉天枢，按脾俞、胃俞并解表。
湿热者	清大肠经，推上三关，退下六腑并解表。

送给妈妈们的TIPS

注意腹部保暖	**增强体质**	**加强体弱幼儿护理**
日常应该注意孩子的腹部保暖，避免因腹部受凉使胃肠道功能出现异常，从而导致小儿腹泻的发生。	注意小儿体格锻炼，可多参与户外活动，以提高对自然环境的适应能力，增强机体抵抗力，避免感染疾病。	营养不良、佝偻病及病后体弱小儿要加强护理，注意饮食卫生，对轻型腹泻应及时治疗，以免拖延成为重型腹泻。

宝宝饮食调理

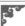**饮食宜清淡**

以富有营养且易消化和吸收的食物为宜。

忌虾蟹

这类食物不但会加重咳嗽症状，还有可能致使小儿过敏。

多喝温开水

宝宝咳嗽时要喝足够的水，来满足其生理代谢需要。充足的水分可帮助其稀释痰液，便于咳出。

忌咸酸食物

食物太咸易诱发咳嗽；而酸食会敛痰，使痰不易咳出。

便秘——好发于婴幼儿期、儿童期

小儿咳嗽是小儿呼吸系统疾病之一。当呼吸道有异物或受到过敏性因素的刺激时，即会引起咳嗽。婴幼儿期的宝宝脏腑娇嫩，肺脏容易引起感染，很容易引发咳嗽等疾病。此外，呼吸系统疾病大部分都会引起呼吸道急、慢性炎症，均可引起咳嗽。根据患病程度可分为急性、亚急性和慢性咳嗽。

宝宝中招了吗?

患儿排便次数减少，粪便干燥、坚硬，有排便困难和肛门疼痛。有时粪便擦伤肠黏膜或肛门引起出血，而大便表面可带有少量血或黏液。自觉腹胀及下腹部隐痛、肠鸣及排气多。长期便秘可继发痔疮或直肠脱垂。因粪便停留于肠道内过久还可反射性地引起全身症状，如精神不振、乏力、头晕、头痛、食欲不振。

国医大师支招

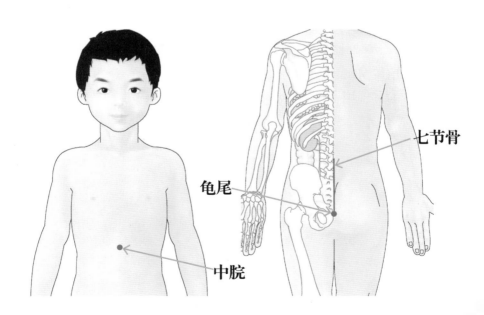

七节骨

龟尾

中脘

❧ 揉中脘100次 ❧

【中脘位置】位于上腹部，前正中线上，当脐中上4寸。

【操作方法】用手掌部做顺时针或逆时针方向揉中脘穴，反复操作100次。

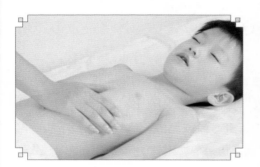

❧ 摩腹100次或5分钟 ❧

【腹位置】在腹部。

【操作方法】以食指、中指、无名指指端螺纹面，沿弓角缘做顺时针或逆时针方向摩腹操作，反复做100次或5分钟。

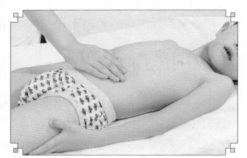

❧ 揉龟尾100次 ❧

【龟尾位置】位于尾椎骨末端。

【操作方法】用拇指端或中指端揉，称为揉龟尾，反复操作100次。

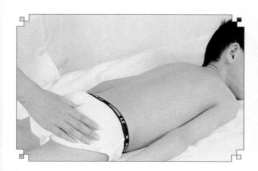

❧ 下推七节骨100次 ❧

【七节骨位置】位于腰骶正中，第四腰椎至尾骶骨处。

【操作方法】用拇指面或食指、中指二指面自上向下做直推，反复操作100次。

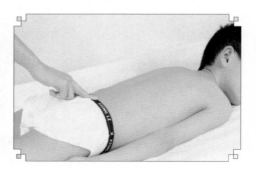

随证加减

实秘者	清胃经，清大肠经，退六腑，揉天枢。
虚秘者	补脾经，清大肠经，推三关，揉天枢，捏脊，按揉足三里。

送给妈妈们的TIPS

加强运动

督促、引导儿童多到户外进行运动，根据儿童的年龄和身体情况，选择合适的运动方式，以增强体质、促进排便。

养成良好的排便习惯

每日应定时排便，建立良好的排便规律；排便的环境和姿势要舒适，免得抑制便意、破坏排便习惯。

慎用泻药

对于便秘患儿，未经医生的许可，不要轻易给孩子服用泻药和灌肠剂，以免造成不良反应或产生依赖。

宝宝饮食调理

注意饮食营养

增加蔬菜、水果及富含膳食纤维食物的摄入，既能促进胃肠蠕动，又能补充营养。

多喝水

大量摄取水分有助于软化粪便，并起到润滑肠道的作用。无论是白开水还是果汁，每天应保证摄入6~8杯的量以防治便秘。

忌食过于精细的食物

太精细的食物进入人体后，缺乏残渣，对结肠运动的刺激较少，不利于粪便的排出。

厌食——好发于婴幼儿期、儿童期

厌食是指较长时期食欲减退或消失。造成厌食有多种原因，如传染病（肝炎）、消化道炎症（肠炎）、消化功能紊乱症（消化不良、便秘）、精神因素等，均可引起厌食。但不良饮食习惯是引起厌食的主要原因。

宝宝中招了吗？

小儿厌食症是指小儿以长期食欲减退或食欲缺乏为主的症状，是一种慢性消化性功能紊乱综合征，常见于1～6岁的小儿。如不及时调整，容易导致宝宝营养不良、发育迟缓、贫血、佝偻病及免疫力低下等，严重者还会影响小儿身体生长和智力发育。

国医大师支招

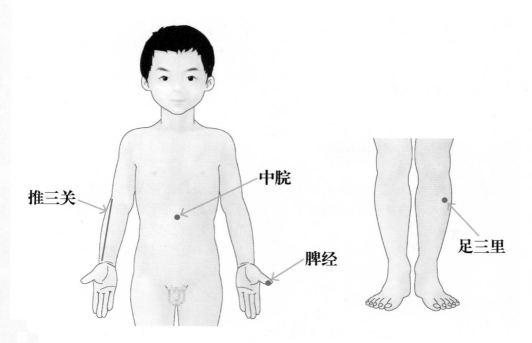

推三关

中脘

脾经

足三里

◖ 补脾经100次 ◗

【脾经位置】位于拇指桡侧缘或拇指末节螺纹面。

【操作方法】用拇指指端着力于拇指螺纹面上，旋推反复操作100次。

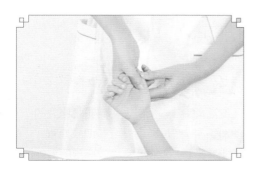

◖ 推三关100次 ◗

【三关位置】位于前臂桡侧，阳池至曲池，成一直线。

【操作方法】用食指、中指二指从腕关节向肘关节直推，反复操作100次。

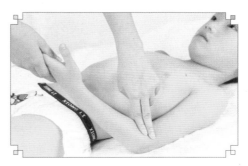

◖ 揉中脘5分钟 ◗

【中脘位置】位于上腹部，前正中线上，当脐中上4寸。

【操作方法】患儿仰卧，以拇指螺纹面紧贴穴位做顺时针方向旋转揉动操作5分钟，手法宜轻柔。

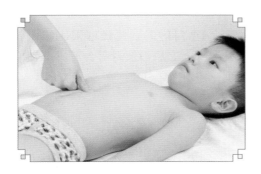

◖ 按揉足三里1~2分钟 ◗

【足三里位置】位于小腿前外侧，当犊鼻下3寸，距胫骨前缘一横指（中指）。

【操作方法】患儿仰卧，用拇指螺纹面紧贴穴位上，稍用力旋转按摩1~2分钟。

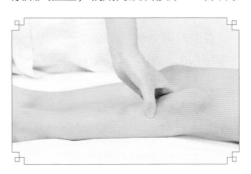

随证加减

肠炎者	清大肠100次。
消化不良者	补大肠100次。

送给妈妈们的TIPS

创造愉快的进餐环境	加强体育锻炼	定时检查
提供造型可爱、色彩鲜艳的餐具和餐椅，让宝宝坐在餐桌前与大人一同进餐，慢慢培养孩子自己吃饭的能力。	适当增加小儿的活动量，促使胃肠蠕动加快，消化液分泌增加，使胃肠道消化和吸收功能增强，从而增强食欲。	带患儿到正规医院的儿科进行全面细致检查，排除可能导致厌食的慢性疾病，排除缺铁、缺锌等微量元素缺乏的致病因素。

宝宝饮食调理

多种食物搭配

遵循营养均衡的膳食原则，在饮食结构上采用荤素搭配、米面搭配、颜色搭配的方法。

合理喂养

4个月内的婴儿最好采用纯母乳喂养，之后再按月龄合理添加辅食，切勿操之过急。

忌强迫进食

孩子只有在饥饿时才会有食欲，因此家长不必强迫孩子进食，更不应动不动就责骂孩子，以免引起逆反心理，加剧孩子的厌食情绪。

疳积——好发于婴幼儿期、儿童期

　　疳积俗称"奶痨"，或称营养不良症。多因饮食不节，或过食生冷及坚硬等物，损伤脾胃，以致饮食停滞中脘不消所致。形体干枯消瘦，以缠绵难愈为主症。疳积是由于喂养不当，或其他疾病的影响，致使脾胃功能受损，气液耗伤而逐渐形成的慢性营养障碍性疾病。本病发病无明显季节性，常见于1～5岁的儿童。

宝宝中招了吗？

　　临床以形体消瘦、疲乏无力、饮食异常、面黄发枯、精神萎靡或烦躁不安等为主要表现，严重者可影响智力发育。

国医大师支招

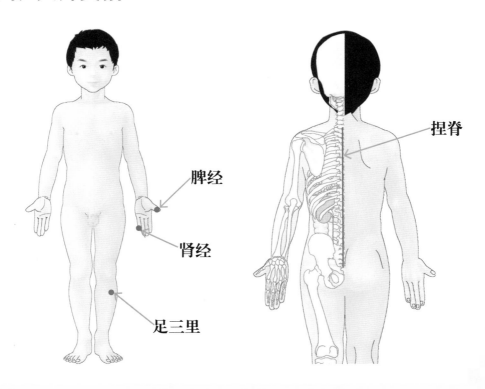

脾经

肾经

足三里

捏脊

❧ 补脾经100~300次 ❧

【**脾经位置**】位于拇指桡侧缘或拇指末节螺纹面。

【**操作方法**】用拇指螺纹面紧贴穴位，做顺时针方向旋转揉100~300次。

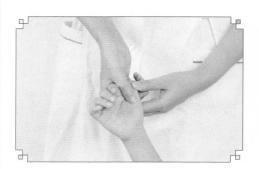

❧ 补肾经100~300次 ❧

【**肾经位置**】位于小指末节的螺纹面。

【**操作方法**】用拇指桡侧，从指尖向指根方向直推，反复操作100~300次。

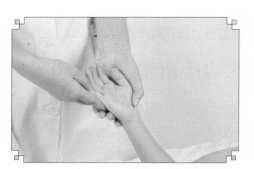

❧ 按揉足三里1~2分钟 ❧

【**足三里位置**】位于小腿前外侧，当犊鼻下3寸，距胫骨前缘一横指（中指）。

【**操作方法**】用拇指螺纹面紧贴穴位上，稍用力旋转按揉，反复操作1分钟。

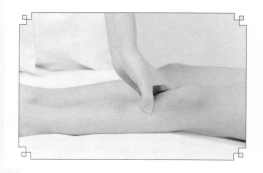

❧ 捏脊5~7次 ❧

【**脊柱的位置**】位于大椎至龟尾之间，成一直线。

【**操作方法**】用拇指、食指、中指捏拿皮肤，从骶尾部捏拿向上直到颈部，捏3次重捏1次。

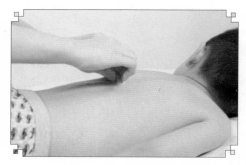

随证加减

初起时	揉板门100次。
后期	清肝经100次。

送给妈妈们的TIPS

推拿

按摩推拿是治疗小儿疳积的重要手段。按摩时注意手法要轻柔，可在小儿的皮肤上涂抹润肤油，以减轻皮肤的不适感。

积极治疗

必要时应中西医结合治疗，特别是对原发病、消耗性疾病的治疗。

宝宝饮食调理

适时添加辅食

婴儿期最好选择母乳喂养，及时增添辅食，应该遵循先稀后干、先素后荤、先少后多、先软后硬的原则。

饮食易消化

多样化饮食，多吃鱼、肉、蛋等高蛋白食物，注意加工烂熟，以便消化吸收。

忌不良饮食习惯

不良的饮食习惯，如饮食偏嗜、过食肥甘滋补、贪吃零食、饥饱无常等，是造成小儿疳积的主要原因。

忌食生冷刺激的食物

忌食一切辛辣、炙烤、油炸、爆炒之品；忌食生冷瓜果、性寒滋腻等损害脾胃、难以消化的食物。

腹痛——好发于婴幼儿期、儿童期

腹痛发病原因多样，类型各异，需明确诊断后治疗。可用推拿等方式缓解病症。腹部疼痛是小儿临床上常见的一种病症，病因复杂，牵涉范围广泛。本文主要介绍因受寒冷转结肠间及伤乳伤食停滞，气机不通畅或由寄生虫（蛔虫）积于腹中引起的腹痛。

宝宝中招了吗?

家长可以适当地掌握怎样检查孩子腹部体征的方法。一般的方法是：家长让孩子仰面躺在床上，下肢屈曲。家长一边与孩子交谈，一边用温暖的手指平贴在孩子的腹壁上，手指轻弯曲，感受孩子腹壁肌肉的紧张度。如果腹壁柔软无抵触感，则一般病变较轻或者是功能性病变；如果腹壁硬或者孩子不让抚摩腹部或者全腹疼痛，则大多是器质性病变。

国医大师支招

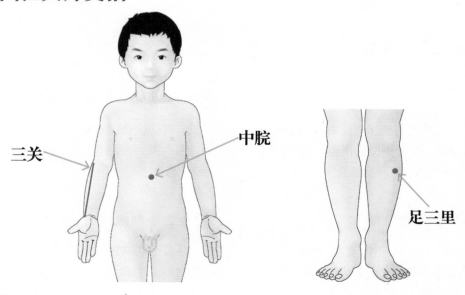

三关　　　中脘

足三里

推三关100~200次

【三关位置】位于前臂桡侧，阳池至曲池，成一直线。

【操作方法】用拇指螺纹面桡侧或食指、中指二指螺纹面，从腕关节向肘关节直推，反复操作100~200次。

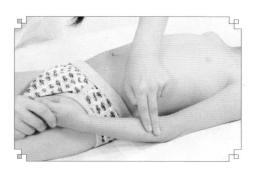

摩腹5分钟

【腹位置】在腹部。

【操作方法】患儿仰卧，用四指螺纹面贴腹部，做顺时针方向旋转，反复操作5分钟。

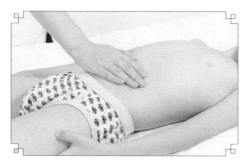

按揉足三里1~2分钟

【足三里位置】位于小腿前外侧，当犊鼻下3寸，距胫骨前缘一横指（中指）。

【操作方法】用拇指螺纹面贴穴位上，稍用力旋转按揉，反复操作1~2分钟。

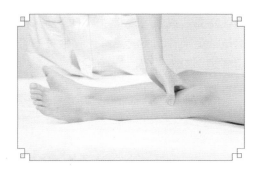

摩中脘5分钟

【中脘位置】位于上腹部，前正中线上，当脐中上4寸。

【操作方法】用掌根轻轻贴在穴位上做顺时针方向旋转摩动，反复操作5分钟。

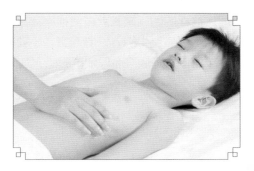

随证加减

伤乳、伤食腹痛	清脾经，摩中府，按揉足三里。
虫积腹痛	揉外劳宫，揉一窝风，揉脐。

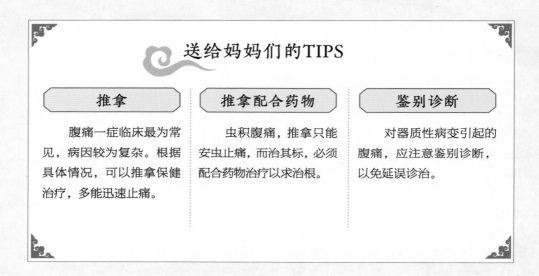

送给妈妈们的TIPS

推拿	推拿配合药物	鉴别诊断
腹痛一症临床最为常见，病因较为复杂。根据具体情况，可以推拿保健治疗，多能迅速止痛。	虫积腹痛，推拿只能安虫止痛，而治其标，必须配合药物治疗以求治根。	对器质性病变引起的腹痛，应注意鉴别诊断，以免延误诊治。

宝宝饮食调理

对于新换种类或者刚开始喝的乳制品，有可能发生过敏，常表现为腹痛后发生腹泻。这样的话，家长就应当换回原来牌子的乳制品，或者用较少过敏的乳制品。小婴儿不要喝纯牛奶。一般而言，不要时常给孩子更换乳制品的品牌，一来孩子可能会因为口味不适应而导致不喝奶，二来有可能发生过敏。

流涎——好发于婴幼儿期

小儿流涎俗称"流口水"，多见于6个月至1岁半的小儿，其原因有生理性和病理性两种。小儿初生时唾液腺尚未发育好，会有流涎。病理因素常见于口腔和咽部黏膜炎症、面神经麻痹、脑炎后遗症等，吞咽不利也可导致流涎。推拿相关穴位，可益气摄涎，缓解小儿流涎。

宝宝中招了吗？

妈妈可以观察宝宝的口水以及二便的情况来判断宝宝是否流涎，口水清澈、色白不稠，大便不实，小便清长，舌质胖嫩，舌苔薄白是小儿流涎的主要症状。

国医大师支招

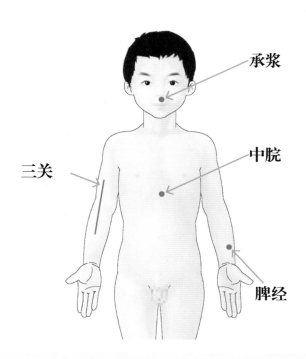

承浆

中脘

三关

脾经

◖ 分推中脘30~50次 ◗

【中脘位置】位于上腹部，前正中线上，当脐上4寸。

【操作方法】用拇指指腹自中脘穴向脐两旁分推30~50次，以有酸胀感为宜。

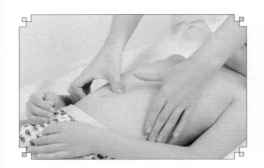

◖ 推三关100次 ◗

【三关位置】位于前臂桡侧，阳池至曲池，成一直线。

【操作方法】将食指、中指并拢，用指腹自腕推向肘100次。

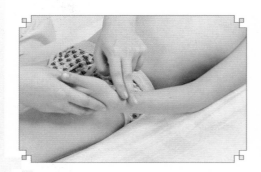

◖ 补脾经100次 ◗

【脾经位置】位于拇指末节螺纹面。

【操作方法】用拇指指腹，从患儿拇指指尖桡侧面向指根方向直推100次。

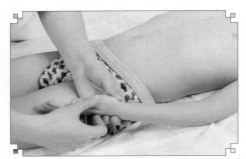

◖ 按揉承浆1分钟 ◗

【承浆的位置】位于面部，当颏唇沟的正中凹陷处。

【操作方法】用拇指或中指指腹按揉承浆穴1分钟，以局部皮肤潮红为度。

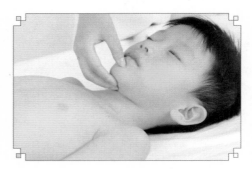

随证加减

脾气虚寒	揉外劳宫，揉小天心。
脾经蕴热	退六腑，清天河水。

送给妈妈们的TIPS

及时清理口水

孩子的口水会不定时流出，家长要及时擦拭。擦拭的毛巾最好是棉质的，动作要轻柔，以免弄疼了孩子柔嫩的皮肤。

锻炼孩子的吞咽能力

在孩子长牙以后，要想方设法提高孩子的咀嚼能力，比如给孩子吃磨牙棒、鸡蛋饼等固体食物。

宝宝饮食调理

宜清淡

饮食宜清淡。宜多食各种新鲜水果、蔬菜，食物中注意糖、脂肪、蛋白质的比例。

宜补营养素

注意补充维生素、矿物质等身体必需营养素。

忌刺激性食物

禁食刺激性食物，如辣椒、芥末、胡椒、浓茶、咖啡、可可等食品或饮料。

口疮——好发于儿童期

小儿口疮是因小儿口腔不卫生或饮食不当，或因身体原因造成的舌尖或口腔黏膜发炎、溃烂，导致小儿进食不畅的疾病。常见症状有：在口腔内唇、舌、颊黏膜、牙龈、硬腭等处出现白色或淡黄色大小不等的溃烂点。

宝宝中招了吗？

作息不规律或者吃煎炸油腻的食物过多，很容易长口疮，吃东西碰到就很疼。长口疮是很心烦的事情，孩子长口疮就更易烦躁不安。孩子患感冒时，口腔不清洁，口黏膜干燥，也可引起口疮。营养不良的孩子口疮发病率较高。

国医大师支招

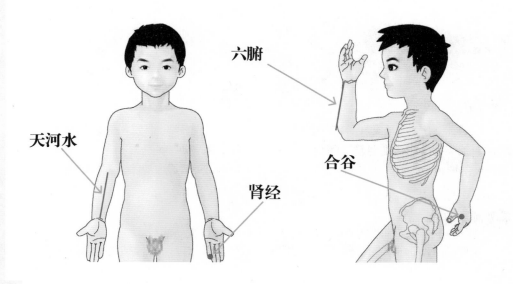

天河水

六腑

肾经

合谷

按揉肾经100~200次

【肾经位置】位于小指末节的螺纹面。

【操作方法】用拇指指腹按揉肾经100~200次，以局部有酸胀感为度。

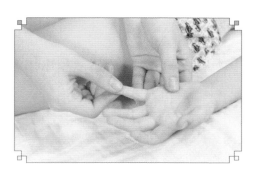

推擦天河水2~3分钟

【天河水位置】位于前臂正中，自腕至肘，成一直线。

【操作方法】将食指、中指并拢，用指腹自腕部推向肘部，推擦天河水2~3分钟，以局部皮肤潮红、发热为度。

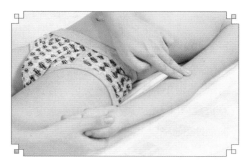

退六腑2~3分钟

【六腑位置】位于前臂靠小拇指的外侧，肘部至阴池成一条线处。

【操作方法】将中指、食指并拢，用手指指腹自肘部推向腕部，操作2~3分钟，以局部皮肤潮红、发热为度。

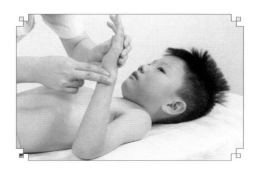

点揉合谷1~2分钟

【合谷位置】位于手背，第一二掌骨间，当第二掌骨桡侧的中点处。

【操作方法】用拇指指腹点揉合谷1~2分钟，以局部有酸胀感为度。

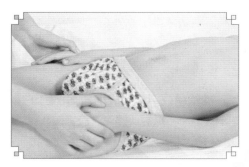

随证加减

突发溃疡	揉三阴交。
溃疡反复发作	揉四横纹，捏脊，揉腹，清天柱骨，推七节骨。

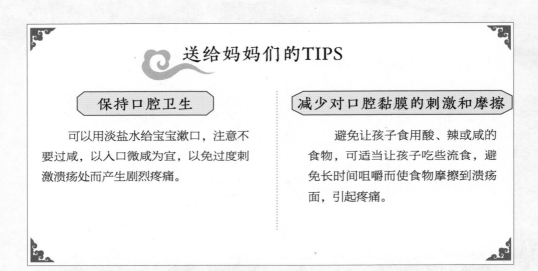

送给妈妈们的TIPS

保持口腔卫生

可以用淡盐水给宝宝漱口，注意不要过咸，以入口微咸为宜，以免过度刺激溃疡处而产生剧烈疼痛。

减少对口腔黏膜的刺激和摩擦

避免让孩子食用酸、辣或咸的食物，可适当让孩子吃些流食，避免长时间咀嚼而使食物摩擦到溃疡面，引起疼痛。

宝宝饮食调理

宜 清淡

饮食宜清淡，不要给孩子吃过热、过硬及刺激性的食物，注意给孩子饮水，这样有利于将病菌排出体外。

绿 豆汤

准备绿豆 100 克，小米 50 克，白糖适量。锅中注入约 450 毫升清水烧热，放入洗好的小米和绿豆，拌匀。盖好盖，煮沸后用小火续煮 50 分钟，至食材熟软、熟透。揭盖，撒上白糖，拌煮至白糖溶化。每日 1 剂。

牙痛——好发于儿童期、青少年期

小儿牙痛是指小儿牙齿因内因或外界因素而引起的疼痛，痛时往往伴有不同程度的牙龈肿胀。一般来说，牙痛和龋齿有很大关系，因此父母应注意小儿的牙齿清洁卫生。中医认为，牙痛与胃火上蒸或虚火上炎有关。

宝宝中招了吗？

小儿牙痛以牙痛为主，伴有牙龈肿胀，咀嚼困难，口渴口臭，或时痛时止，遇冷热刺激痛，面颊部肿胀等症状。牙龈鲜红或紫红、肿胀、松软，有时龈缘有糜烂或肉芽组织增生外翻，刷牙或吃东西时牙龈易出血。

国医大师支招

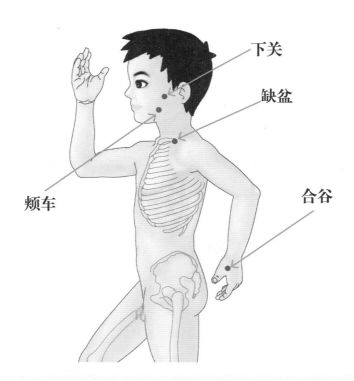

下关

缺盆

颊车

合谷

按揉合谷1~3分钟

【合谷位置】位于手背，第一、二掌骨间，当第二掌骨桡侧的中点处。

【操作方法】用拇指指腹顺时针按揉合谷穴1~3分钟，以局部有酸胀感为度。

按压缺盆1分钟

【缺盆位置】位于锁骨上窝中央，距前正中线4寸。

【操作方法】用双手中指指腹按压两侧缺盆穴1分钟，以局部有酸胀感为度。

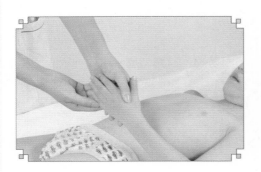

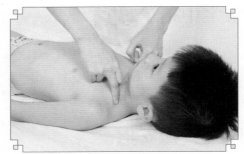

点按颊车1~2分钟

【颊车位置】位于面颊部，下颌角前上方约一横指（中指），当咀嚼时咬肌隆起，按之凹陷处。

【操作方法】用食指和中指指腹点按颊车穴1~2分钟，以局部有酸胀感为度。

点按下关1~2分钟

【下关位置】位于面部耳前方，当颧弓与下颌切迹所形成的凹陷中。

【操作方法】将食指、中指并拢，用指腹点按下关穴1~2分钟，以局部有酸胀感为度。

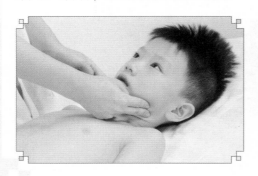

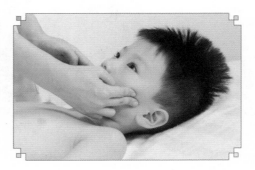

随证加减

胃火牙痛型	清胃经。
虚火牙痛型	补肾经。

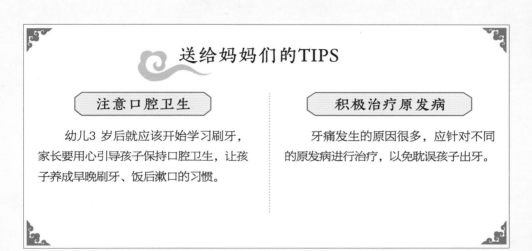

送给妈妈们的TIPS

注意口腔卫生

幼儿3 岁后就应该开始学习刷牙，家长要用心引导孩子保持口腔卫生，让孩子养成早晚刷牙、饭后漱口的习惯。

积极治疗原发病

牙痛发生的原因很多，应针对不同的原发病进行治疗，以免耽误孩子出牙。

宝宝饮食调理

莲子心饮

莲子心6克，冰糖10克。锅中放入适量的清水，加入莲子心，先用大火煮沸，然后加入冰糖，续煮至冰糖完全溶化。待稍微冷却后，频频饮用即可，每日1剂，1个星期为1个疗程。

枸杞牛膝煮绿豆

水发绿豆200克，牛膝、枸杞少许。砂锅注水烧开，倒入牛膝、绿豆，盖上锅盖，大火煮30分钟至析出有效成分。揭开锅盖，倒入枸杞，大火续煮20分钟，搅拌片刻即可。每日1剂。

脱肛——好发于婴幼儿期、儿童期

脱肛，或称肛门直肠脱垂，是指肛管、直肠向外翻出而脱垂于肛外。脱肛有轻重之分，轻者仅有部分脱出，为直肠黏膜脱出；重者可完全脱出，脱出物包括直肠各层。

宝宝中招了吗？

1.脱出：这是肛门直肠脱垂的主要症状，初期排便时直肠黏膜脱出，便后自行复位；随着病情的进展，身体抵抗力逐渐减弱，日久失治，直肠全层或部分乙状结肠突出，甚至咳嗽、负重、行走、下蹲时也会脱出，而且不易复位，需要用手推回或卧床休息后，方能复位。

2.出血：一般无出血症状，偶尔大便干燥时，擦伤黏膜有滴血，粪便带血或手纸擦拭时有血，但出血量较少。

3.湿润：部分患者由于肛门括约肌松弛，收缩无力，常有黏液自肛内溢出，以致有湿润感。或因其脱出，没有及时复位，直肠黏膜充血、水肿或糜烂，黏液刺激肛周皮肤而导致瘙痒。

4.坠胀：由于黏膜下脱，导致直肠或结肠套叠，压迫肛门部，产生坠胀，有的还觉得股部和腰骶部痛胀。

国医大师支招

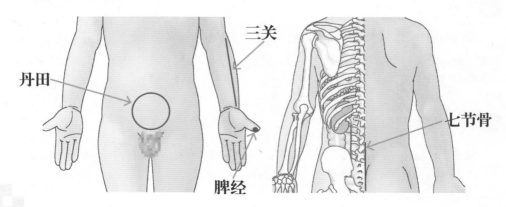

丹田　三关　脾经　七节骨

❦ 补脾经100~200次 ❦

【脾经位置】位于拇指桡侧缘或拇指末节螺纹面。

【操作方法】用拇指螺纹面紧贴穴位，做顺时针方向旋转揉动100~200次。

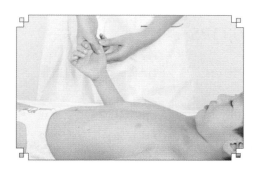

❦ 推三关100次 ❦

【三关位置】位于前臂桡侧，阳池至曲池，成一直线。

【操作方法】用拇指桡侧或食、中二指，从腕关节向肘关节直推，反复操作100次。

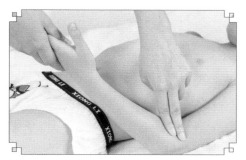

❦ 揉丹田5分钟 ❦

【丹田位置】脐下整个小腹部。

【操作方法】患儿仰卧，用掌根贴小腹部，做顺时针方向旋转揉动，反复操作5分钟。

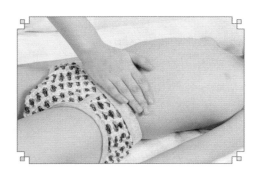

❦ 推上七节骨100次 ❦

【七节骨位置】位于腰骶正中，第四腰椎至尾骶骨处。

【操作方法】用食、中指二指指腹，由尾骶椎骨端向腰椎直推，反复操作100次。

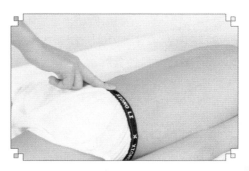

随证加减

虚证	补脾经，推三关，揉丹田，揉龟尾。
实证	清大肠经，清天河水，揉龟尾，推下七节骨。

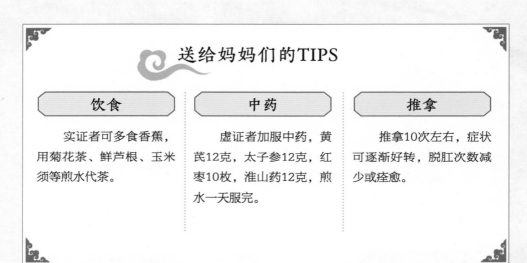

送给妈妈们的TIPS

饮食	中药	推拿
实证者可多食香蕉，用菊花茶、鲜芦根、玉米须等煎水代茶。	虚证者加服中药，黄芪12克，太子参12克，红枣10枚，淮山药12克，煎水一天服完。	推拿10次左右，症状可逐渐好转，脱肛次数减少或痊愈。

宝宝饮食调理

忌 刺激性食物

脱肛者饮食忌辣椒、蒜、花椒、烈性酒等刺激性食物。

忌 肥甘厚味

脱肛者饮食忌肥甘厚味之品，如肥肉、多油汤类、糯米饭、糍粑等黏滞难消化食物。

忌 粗食

久泻者忌蜂蜜、葱、蒜、豆类、土豆、萝卜、芹菜、韭菜等质粗通便食品。

夜啼——好发于新生儿期、婴幼儿期

本病多见于半岁以内的婴幼儿。啼哭是婴儿一种本能性反应，因为在婴儿时期尚没有语言表达能力，"哭"就是表达要求或痛苦的一种方式。如饥饿、口渴、衣着过冷或过热、尿布潮湿、臀部腋下皮肤糜烂、湿疹作痒，或虫咬等原因，或养成爱抱的习惯，均可引起患儿哭闹。这种哭闹是正常的本能性反映。

宝宝中招了吗？

患儿多在夜间啼哭不止，白天正常。或阵阵啼哭，或通宵达旦，哭后仍能入睡；或伴见面赤唇红，或阵发腹痛，或腹胀呕吐，或时惊恐，声音嘶哑等。一般持续时间，少则数日，多则经月，过则自止。

国医大师支招

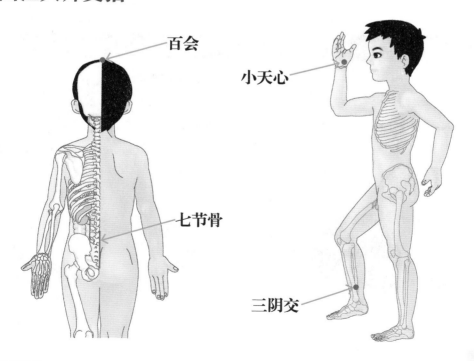

百会

小天心

七节骨

三阴交

✿ 按揉三阴交1~3分钟 ✿

【三阴交位置】位于小腿内侧，足内踝尖上3寸，胫骨内侧缘后方。

【操作方法】用拇指指端贴穴位上，稍用力旋转按揉，反复操作1~3分钟。

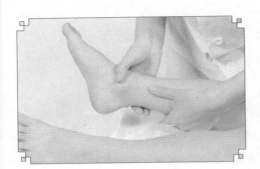

✿ 推七节骨100次 ✿

【七节骨位置】位于腰骶正中，第四腰椎至尾骶骨处。

【操作方法】患儿俯卧，用食、中二指指腹沿七节骨穴位置来回上、下推100次。

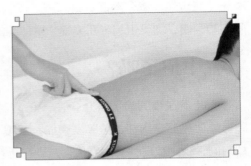

✿ 按揉百会10~20次 ✿

【百会位置】位于头部，当前发际正中直上5寸，或两耳尖连线的中点处。

【操作方法】用拇指指端螺纹面贴穴位上，稍用力旋转按揉，反复操作10~20次。

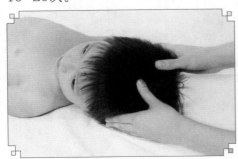

✿ 揉小天心1~3分钟 ✿

【小天心位置】位于大小鱼际交界处凹陷中，内劳宫之上，总筋之下。

【操作方法】用拇指端螺纹面，紧贴穴位上，做顺时针方向旋转揉动，反复操作1~3分钟。

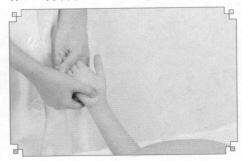

随证加减

脾寒者	补脾经，揉外劳宫，推上三关，摩腹，按揉脾俞、足三里。
心火盛者	清小肠经，清天河水，退下六腑。

送给妈妈们的TIPS

哭是婴幼儿在不会言语之前表达要求和感觉的方式，当感受到饥饿、寒冷、闷热、疼痛等感觉时，婴幼儿都会以哭的形式求助于父母。哭能运动全身的肌肉，促进肺脏和呼吸肌的发育，增大肺活量，适当的哭是有利于婴幼儿的健康的。按小儿一般的生活规律，白天哭的次数比晚上要多，但有的小儿夜间啼哭，而白天睡觉，民间称这种小儿为"夜啼郎"。"夜啼郎"为什么夜间啼哭呢? 主要原因是出生后的小儿对周围的环境尚不适应，将昼夜颠倒了。做父母的平时不注意培养小儿的正常生活习惯，见小儿白天睡觉，就不按时喂奶，喂奶的次数减少则尿量也少。

宝宝饮食调理

小儿如果白天睡得过多，夜里就很精神，不愿意再睡，无人理睬就会哭闹不停，出现日夜颠倒。其他原因如小儿饥饿、口渴、冷、热、尿布湿了、衣着不适、周围环境嘈杂也会引起孩子夜啼。生理性夜啼的特点是哭声响亮，哭闹间歇时精神状态和面色均正常，食欲良好，吸吮有力，发育正常，无发热等。只要家长满足了婴儿的需求，或解除了不良刺激后，哭闹即止，孩子便会安然入睡。

遗尿——好发于婴幼儿期

遗尿症又称非器质性遗尿症或功能性遗尿症，通常是指儿童5岁后仍不自主地排尿而尿湿了裤子或床铺，但无明显的器质性病因。遗尿症有两种分类的方法。第一种分类是根据遗尿发生的时间而定，当儿童遗尿发生在睡眠中（包括夜间睡眠和午睡），但白天能控制排尿，而且膀胱功能正常，则称为单一症状的夜间遗尿；而当小儿白天清醒时有遗尿，但无神经系统的病变诸如脊柱裂、脊柱损伤等，则称为白日遗尿。第二种分类法将其分为原发性和继发性遗尿，原发性遗尿是指小儿从小至就诊时一直有遗尿，而继发性遗尿是指小儿曾经停止遗尿至少6个月，以后又发生遗尿。

宝宝中招了吗？

据报道，原发性遗尿占大多数，其中尤以夜间遗尿最常见，以男孩多见，夜间遗尿者约有半数每晚尿床，甚至每晚遗尿2～3次，白天过度活动、兴奋、疲劳或躯体疾病后往往遗尿次数增多，日间遗尿较少见。遗尿患儿常常伴夜惊、梦游、多动或其他行为障碍。

国医大师支招

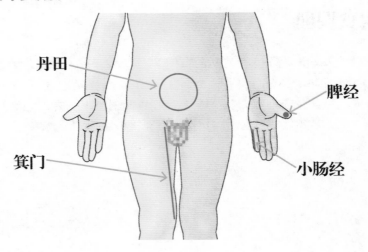

❧ 补脾经100～300次 ❧

【脾经位置】位于拇指桡侧缘或拇指末节螺纹面。

【操作方法】用拇指紧贴穴位，做旋推或将拇指屈曲，循拇指桡侧缘，向指根直推，反复操作100~300次。

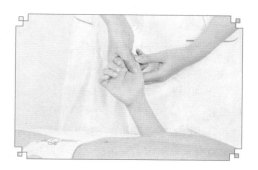

❧ 清小肠经100次 ❧

【小肠经位置】位于小指尺侧缘，指尖至指根，成一直线。

【操作方法】用拇指桡侧，从指根向指尖直推，反复操作100次。

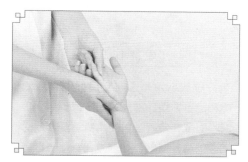

❧ 揉丹田5分钟 ❧

【丹田位置】脐下整个腹部。

【操作方法】患者仰卧，用掌根贴小腹部，做顺时针方向旋转揉动，反复操作5分钟。

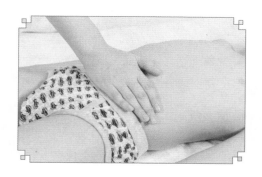

❧ 推箕门100次 ❧

【箕门位置】位于大腿内侧，膝盖上缘至腹股沟成一直线。

【操作方法】用食、中二指端螺纹面贴穴位上，从膝盖内上缘向腹股沟直推，反复操作100次。

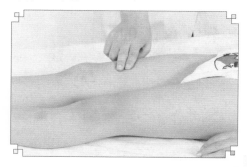

随证加减

下元虚寒者	补肾经，推三关，揉肾俞，推八髎。
肺脾气虚者	按百会，补脾经，补肺经，揉外劳宫，揉中脘。

送给妈妈们的TIPS

规律作息

应从小为儿童建立良好的作息制度和卫生习惯，掌握夜间排尿规律，定时唤醒或使用闹钟，使儿童逐渐形成时间性的条件反射，并培养儿童生活自理能力。此外，应提供良好的生活环境，避免不良的环境刺激所造成的遗尿。当儿童面临挫折和意外时，家长应善于疏导，帮助儿童消除心理紧张。当儿童出现遗尿后，不应责备或体罚，应寻找原因，对症治疗。

训练

在训练儿童排尿时，要先让其懂得感觉"尿意"后有排尿的意愿，在尿湿后有不快的感觉。儿童的排尿训练要与其发育水平相协调，指导父母注意儿童对排尿训练的反应，如儿童拒绝，父母不要强制性地干预，应适当推迟训练时间。

宝宝饮食调理

1.以富有营养且易消化和吸收的食物为宜；

2.平时注意多吃一些营养价值高的食物；

3.每日晚饭后适当控制饮水量。

近视——好发于儿童期、青少年期

　　小儿近视属于近视，是屈光不正的一种，和成人近视的特点有所不同。近视（近视眼）指眼睛在调节放松时，平行光线通过眼的屈光系统屈折后点落在视网膜之前的一种屈光状态。小儿近视指发病为儿童时期，存在调节异常、进展性易受多因素干扰的特点。

宝宝中招了吗？

　　按近视程度可分为轻度近视、中度近视、重度近视。按近视发生改变的结构可分为轴性近视和屈率性近视。按发病病程可分为初发性近视、进展期近视、恶性近视。按遗传相关性可分为遗传性近视和非遗传性近视。按近视类别可分为单纯性近视、近视散光、复性近视散光。按调节因素分为真性近视和假性近视。

国医大师支招

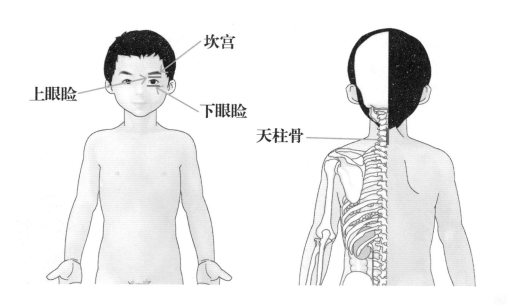

❧ 推坎宫100次 ❧

【坎宫位置】自眉心起沿眉向眉梢成一直线。

【操作方法】用双手拇指自眉心向眉梢分推，反复操作100次。

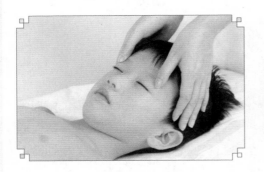

❧ 按揉天柱骨100次 ❧

【天柱骨位置】沿后发际正中至大椎穴成一直线。

【操作方法】用拇指或食、中指指端腹面贴穴位上，自上向下按揉100次。

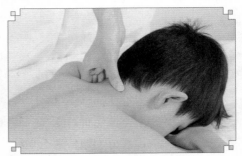

❧ 抹上眼睑50次 ❧

【上眼睑位置】 在上眼眶下，从鼻根至眉梢整个上眼皮。

【操作方法】用双手拇指桡侧面自鼻根沿上眼眶分别向两侧眉梢抹，往返推抹50次。

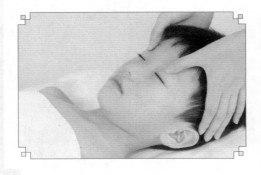

❧ 抹下眼睑50次 ❧

【下眼睑位置】 在下眼眶上，从鼻根至眼外角整个下眼皮。

【操作方法】用双手拇指桡侧面自鼻根沿下眼眶分别向两侧眉梢推抹，反复操作50次。

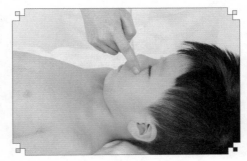

随证加减

脾胃虚弱证	按揉脾俞、胃俞、三阴交各1分钟，摩中脘20次。

送给妈妈们的TIPS

看书

培养孩子正确的读书、写字姿势，不要趴在桌子上或扭着身体。书本和眼睛应保持一市尺的距离，身体离课桌应保持一个拳头（成人）的距离，手应离笔尖一寸远。学校课桌椅应适合学生身材。

注意休息

看书、写字时间不宜过久，持续30～40分钟后要有10分钟的休息。眼睛向远处看，多看绿色植物，做眼保健操（现在的手持设备还有电脑的使用距离与读书写字差不多，所以也要注意使用时间）。

光线

写字、读书要有适当的光线，光线最好从左边照射过来。不要在太暗或者太亮的光线下看书、写字，减轻学生作业负担，保证课间10分钟休息，减轻视力疲劳。

宝宝饮食调理

食 维生素

应多吃些含维生素较丰富的食物，如各种蔬菜及动物的肝脏、蛋黄等。胡萝卜含维生素A，对眼睛有好处；多吃动物的肝脏可以治疗夜盲。

食 含锌食物

近视患者普遍缺乏铬和锌，近视患者应多吃一些含锌量高的食物。一些食物如黄豆、杏仁、紫菜、海带、羊肉、黄鱼、奶粉、茶叶、猪肉、牛肉、肝类等含锌和铬较多，可适量增加食用。补锌最好服用蛋白锌。少食用含糖量高的食物。

斜视——好发于新生儿期、儿童期、青少年期

斜视是指两眼不能同时注视目标。属眼外肌疾病，可分为共同性斜视和麻痹性斜视两大类。共同性斜视以眼位偏向颞侧、眼球无运动障碍、无复视为主要临床特征；麻痹性斜视则有眼球运动受限、复视，并伴眩晕、恶心、步态不稳等全身症状。

宝宝中招了吗？

据调查发现，引发小儿斜视的原因很多，常见的原因包括长期近距离看书、先天性眼外肌发育不正常等。另外，外界因素的刺激，如惊吓、外伤等，都有可能使孩子不稳定的双眼单视力功能减弱或丧失，诱发斜视。斜视病因复杂，现代西医学多针对病因采取手术治疗，对病因不明者，尚无理想方法。

国医大师支招

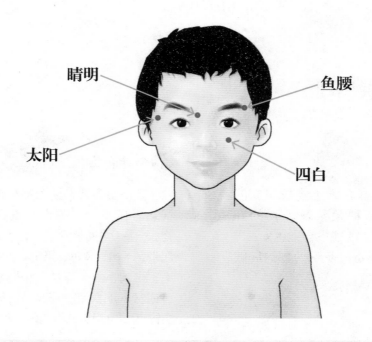

睛明　　鱼腰　　太阳　　四白

❧ 揉睛明100次 ❧

【睛明位置】位于面部，目内眦角稍上方凹陷处。

【操作方法】用拇指或食、中指端贴穴位上，做顺时针方向揉动，反复操作100次。

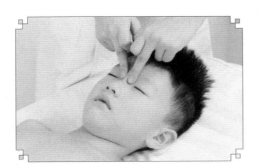

❧ 揉鱼腰100次 ❧

【鱼腰位置】位于额部，瞳孔直上，眉毛中。

【操作方法】用两手拇指螺纹面贴穴位上，做旋转按揉，反复操作100次。

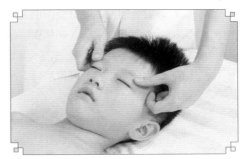

❧ 揉太阳100次 ❧

【太阳位置】位于颞部，当眉梢与目外眦之间，向后约一横指的凹陷处。

【操作方法】用拇指分别贴于两侧穴位上，做旋转按揉，反复操作100次。

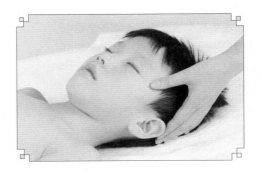

❧ 揉四白100次 ❧

【四白位置】位于面部，瞳孔直下，眶下孔凹陷处。

【操作方法】用拇指螺纹面分别贴于两穴位上，做旋转按揉，反复操作100次。

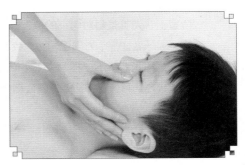

送给妈妈们的TIPS

卫生

要经常注意孩子的眼部卫生或用眼卫生情况。如灯光照明要适当，不能太强或太弱，印刷图片字迹要清晰，不要躺着看书，不可长时间看电视、电脑及打游戏机，不看三维图等。

检查

对有斜视家族史的孩子，尽管外观上没有斜视，也要在2周岁时请眼科医生检查一下，看看有无远视或散光。

发育

预防斜视要从婴幼儿时期抓起，家长要注意仔细观察孩子的眼睛发育和变化。

断奶

婴幼儿在发热、出疹、断奶时，家长应加强护理，并经常注意双眼的协调功能，观察眼位有无异常情况。

看电视

孩子看电视时，除注意保持一定距离外，不能让孩子每次都坐在同一位置上，尤其是斜对电视的位置。应时常左中右交换座位，否则孩子看电视，眼球老往一个方向看，头也会习惯性地向一侧歪。时间久了，6条眼肌的发育和张力就不一样，失去了原来调节平衡的作用，一侧肌肉老是处于紧张状态，另一侧则松弛，就会造成斜视。

自汗——好发于婴幼儿期

　　汗为心所藏，在内为血，发外则为汗，因汗为心液。所以人之气血平则宁，偏则病。小儿气血薄弱，肤腠未密，易虚易实，患此症更易。本症可分自汗与盗汗两类。自汗属阳，是指未服发表之药，其汗自出;盗汗属阴，睡则汗出，醒则汗止。因人卧则静而为阴，醒则动而为阳，所以自汗属阳，盗汗属阴。因汗证有虚实之分，故分而述之。

宝宝中招了吗?

　　自汗分表虚自汗与里热自汗。表虚自汗为自汗不止、恶寒怕风等。治则以固表止汗为主。

国医大师支招

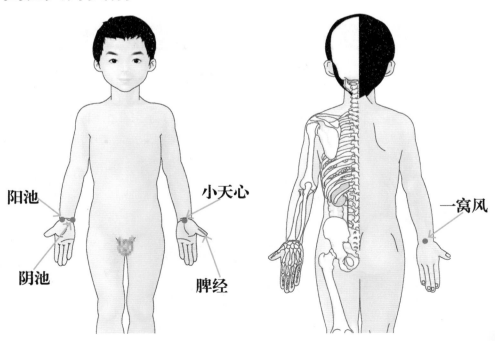

阳池

阴池

小天心

脾经

一窝风

❧ 分阴阳100次 ❧

【阴池、阳池位置】位于腕掌侧横纹处。近拇指端称阳池，近小指端称阴池。

【操作方法】以两拇指桡侧贴穴位上，向两侧推之，反复操作100次。

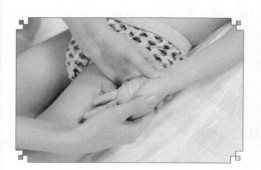

❧ 揉、捣、掐小天心 ❧

【小天心位置】位于大小鱼际交界处凹陷中，内劳宫之上，总筋之下。

【操作方法】用拇指指端螺纹面贴穴位上，做揉、捣、掐小天心50次。

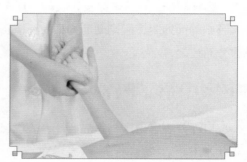

❧ 揉一窝风100次 ❧

【一窝风位置】位于手背，腕横纹的正中凹陷处。

【操作方法】用拇指指端螺纹面贴穴位上，做左右平衡旋转揉动100次。

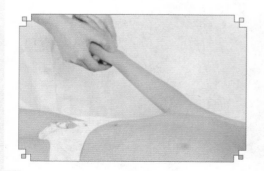

❧ 清补脾经100次 ❧

【脾经位置】位于拇指桡侧缘或拇指末节螺纹面。

【操作方法】屈患儿拇指，向里推为补脾经；直指向外推为清脾经，反复操作100次。

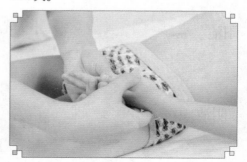

随证加减

里热自寒	平肝经100次，清肺经100次，补脾经100次，补肾经100次。

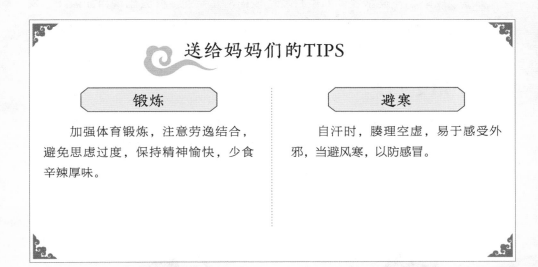

送给妈妈们的TIPS

锻炼

加强体育锻炼，注意劳逸结合，避免思虑过度，保持精神愉快，少食辛辣厚味。

避寒

自汗时，腠理空虚，易于感受外邪，当避风寒，以防感冒。

宝宝饮食调理

黄芪炖乌鸡

黄芪50克，乌鸡半只。乌鸡切块加清水，加入黄芪，隔水炖熟，调味服食。补脾益气、养阴益血，能补益肺气而固表止汗。

浮小麦饮

浮小麦20克，麦冬8克，红枣10克，共煎汤饮用。养心敛汗，固表实卫。能益卫养阴而止汗。

盗汗——好发于婴幼儿期、儿童期

　　脾虚易感的小儿通常表现为生长发育较正常儿童差。并会出现自汗盗汗、夜啼、厌食、头发稀疏缺少光泽、面色苍白或萎黄、大便不调（干燥或不成形）、倦怠乏力、手足不温或手心热、经常感冒、咳嗽等症状。

宝宝中招了吗？

　　舌质淡，苔薄或有剥脱苔，脉细无力。化验检查可有贫血，免疫球蛋白低下，微量元素缺乏。对于脾虚易感儿，中医多主张积极治疗其本，即健脾补气固本，以减少或杜绝呼吸道再感染的发生。常用的方法有健脾益气、扶正固表、益气养阴等。

国医大师支招

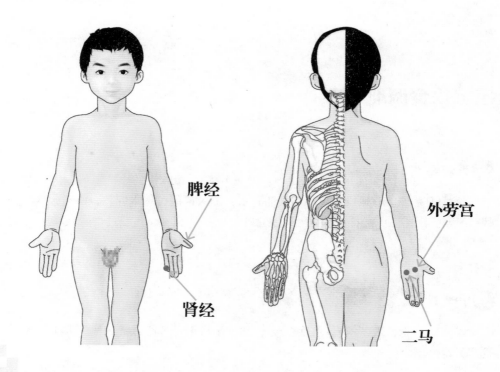

脾经

肾经

外劳宫

二马

补脾经100次

【脾经位置】位于拇指桡侧缘或拇指末节螺纹面。

【操作方法】用拇指指端螺纹面贴穴位上，屈患儿拇指，向里推为补，反复操作100次。

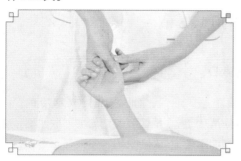

补肾经100次

【肾经位置】位于小指末节的螺纹面。

【操作方法】用一手托持住患儿指掌部，用另一手拇指螺纹面贴穴位上，由指端推向指根为补，反复操作100次。

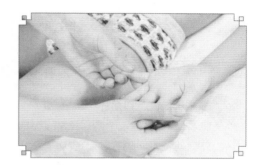

揉二马100次

【二马位置】位于手背无名指及小指关节凹陷处。

【操作方法】用拇指或中指端螺纹面贴穴位上，做左右平衡旋转按揉，反复操作100次。

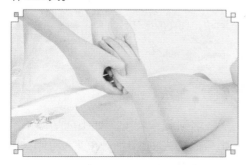

揉外劳宫100次

【外劳宫位置】位于掌背与内劳宫相对处。

【操作方法】用拇指指端螺纹面贴穴位上，做左右平衡旋转按揉，反复操作100次。

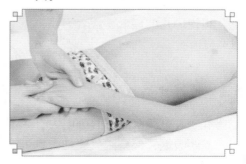

随证加减

心虚盗汗	补脾经100次，补肾经100次，揉外劳宫100次。
心火盗汗	平肝经100次，清肺经100次，揉板门100～300次。

送给妈妈们的TIPS

户外运动	补充维生素D	预防
多接触日光，包括户外光线及反射的光线。可在户外活动，不要隔着玻璃晒太阳。	早产儿、双胞胎，经常腹泻或有其他消化道疾病的小儿应注意加用维生素D。	北方农村或寒冷的地区要按计划地采取"夏天晒太阳，冬天吃（维生素）D剂"的预防佝偻病措施。

宝宝饮食调理

加强营养

合理膳食，荤素搭配，粗细兼吃，纠正患儿的偏食、厌食习惯，以增强体质。

避免接触感染

不到人口稠密的公共场所去，室内不要吸烟，保持空气流通。可用温盐水漱口。

注意锻炼身体

如游泳、滑冰、球类、跑步等运动，可酌情安排。

食疗方法

增强脾胃功能。如山药胡萝卜粥：山药去皮切片，胡萝卜切片，与白米放入锅内加适量水同煮，早晚服食。

惊风——好发于婴幼儿期

惊风又称"惊厥"，俗名"抽风"，是小儿时期常见的一种急重病证，以临床出现抽搐、昏迷为主要特征。任何季节均可发生，一般以1~5岁的小儿为多见，年龄越小，发病率越高。中医将惊风分为急惊风和慢惊风。急惊风病因以外感六淫、疫毒之邪为主，偶有暴受惊恐所致。慢惊风多见于大病久病之后，气血阴阳俱伤。

宝宝中招了吗？

小儿惊风主要表现为突然发病，出现高热、神昏、惊厥、喉间痰鸣、两眼上翻、凝视，或斜视，可持续几秒至数分钟。严重者可反复发作甚至呈持续状态而危及生命。

国医大师支招

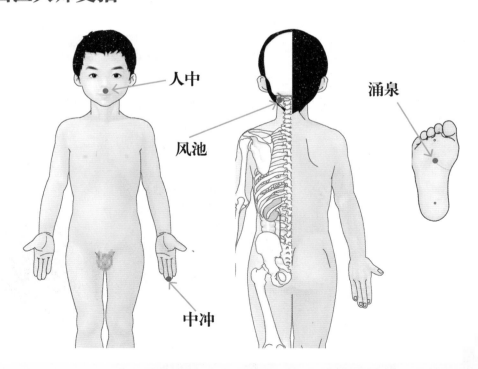

❧ 叩掐人中60次 ❧

【人中位置】位于面部，当人中沟的上 1/3 与中1/3 的交点处。

【操作方法】用拇指指尖以每秒1次的频率有节奏地叩掐人中穴，操作60次，以局部有酸胀感为宜。

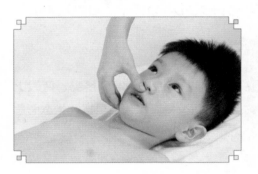

❧ 点压中冲60次 ❧

【中冲位置】位于中指末节尖端中央。

【操作方法】用拇指指端点压中冲穴60次，以局部有酸胀感为度。

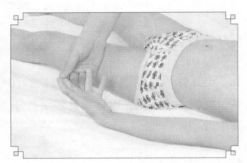

❧ 按揉涌泉60次 ❧

【涌泉位置】位于足底部，约当足底二、三趾趾缝纹头端与足跟连线的前 1/3 与后2/3 交点上。

【操作方法】用拇指指腹按揉涌泉穴60次，以局部有酸胀感为度。

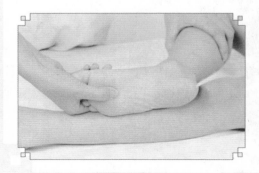

❧ 点打风池30次 ❧

【风池位置】位于项部，当枕骨之下，与风府相平，胸锁乳突肌与斜方肌上端之间的凹陷处。

【操作方法】将食指、中指指腹对准风池穴点打，一打一提为1 次，操作30次，力度由轻至重，以有酸胀感为度。

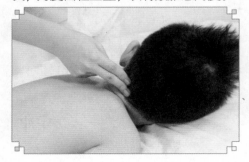

随证加减

急惊风型	掐合谷，清天河水，按天柱，揉印堂，掐精宁，按小天心，推心经。

送给妈妈们的TIPS

　　把孩子平放在床上，头偏向一侧，防止口腔分泌物或呕吐物流入气管内引起窒息。为孩子解松衣领裤带，以免影响呼吸。不要将孩子紧抱在怀中，也不要摇晃呼唤孩子。在孩子肩颈部垫小毛巾或小枕头，稍微抬高肩颈部，使头轻微后仰，可以防止舌根后坠，以通畅气道。去除口、鼻、咽部的分泌物或痰液。孩子牙关紧闭时不要强行撬开，以免损伤牙齿。惊厥停止后，应立即将小儿送往附近的医院，做进一步检查，及早查明原因，针对病因进行治疗。宜就近求治。

宝宝饮食调理

 时补水

　　小儿惊风后要及时补充水分，多喝水或果汁，例如生石膏荸荠汤、苦瓜汁、西瓜汁等就很适合小儿发病后饮用。另外可以多饮用清热止咳的饮品，如白萝卜汁、雪梨汁、鲜藕汁、荸荠汁等。

合理控制饮食

　　合理控制食物的质量与数量。若小儿脾胃功能薄弱，应多食用素食流质；若小儿病情好转，可适当增加易吸收而富有营养的食品如豆浆、牛奶、鸡蛋羹等。

暑热症——好发于婴幼儿期、儿童期

暑热症，中医称为夏季热，是婴幼儿时期一种特有的季节性疾病，与气温升高、气候炎热关系密切，主要因外界环境温度升高而导致小儿体温上升。本病多见于6个月至3岁的婴幼儿，5岁以上者少见。发病原因主要为小儿体弱，入夏后不能耐受暑热气候的熏蒸。

宝宝中招了吗？

暑热症的首要病症是发热，还有口渴、多饮、多尿、少汗或汗闭等症状。发热持续不退时可伴食欲减退、形体消瘦、面色少华、或伴倦怠乏力、烦躁不安，但很少发生惊厥。

国医大师支招

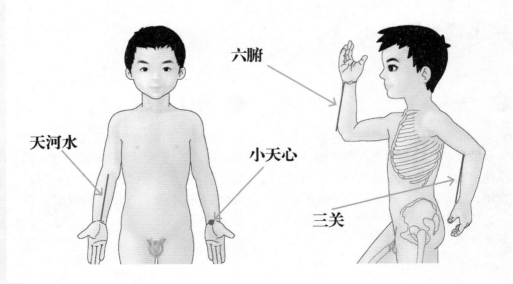

六腑

天河水

小天心

三关

清天河水1~2分钟

【天河水位置】位于前臂正中，自腕至肘，成一直线。

【操作方法】将食指、中指并拢，用指腹自腕推向肘，反复操作1～2分钟，以局部皮肤潮红为度。

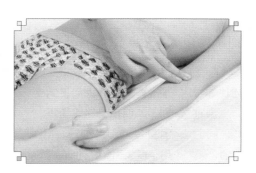

退六腑100次

【六腑位置】位于前臂尺侧，阴池至肘，成一直线。

【操作方法】用拇指指腹自肘推向腕100次，以局部皮肤潮红为度。

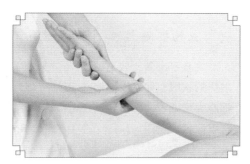

掐按小天心3~5次

【小天心位置】位于大小鱼际交界处凹陷中，内劳宫之下，总筋之上。

【操作方法】用拇指指腹掐按小天心3~5次，以局部有酸胀感为度。

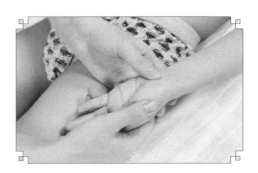

推三关100~300次

【三关位置】位于前臂桡侧，阳池至曲池成一直线。

【操作方法】将食指、中指并拢，用指腹从手腕推向肘部，操作100～300次。

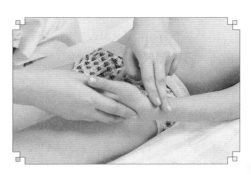

随证加减

惊厥	掐人中。

送给妈妈们的TIPS

衣物要透气

为孩子准备比较透气散热的衣服，如可以选择棉麻类型或者纯棉布料的衣服。

设置适宜的房间温度

天气炎热时可以采用开空调、放置冰块等方法降低居室温度，室温宜保持在26～28℃，同时要保持室内空气流通。

适当食用消暑品

可以为1岁以上的孩子准备一些降火消暑的食物，如西瓜、绿豆汤等，但应注意让孩子适量食用，以免引起其他病症。

宝宝饮食调理

忌 大量饮水

孩子如果中暑，应该采取少量、多次饮水的方法，每次以不超过300毫升为宜。切忌狂饮不止。因为大量饮水不但会冲淡胃液，影响消化功能，还会引起反射性排汗亢进，造成体内的水分和盐分大量流失，严重者可以促使热痉挛的发生。

忌 大量食用生冷瓜果

孩子大多属于脾胃虚弱，如果吃大量生冷瓜果、寒性食物，会损伤脾胃阳气，使脾胃运化无力，寒湿内滞，严重者则会出现腹泻、腹痛等症状。

湿疹——好发于婴幼儿期、儿童期

　　小儿湿疹是一种变态反应性皮肤病，即平常说的过敏性皮肤病。发病主要是遗传因素和环境因素的共同作用。其中遗传因素发挥着重要作用，有过敏体质家族史的小儿更容易发生湿疹，主要是对食入物、吸入物或接触物不耐受或过敏所致。一般发生于2～6个月的婴儿。

宝宝中招了吗？

　　患有湿疹的宝宝起初皮肤发红，出现皮疹，继之皮肤发糙、脱屑，抚摩孩子的皮肤如同触摸砂纸一样。遇热、遇湿都可使湿疹加重。

国医大师支招

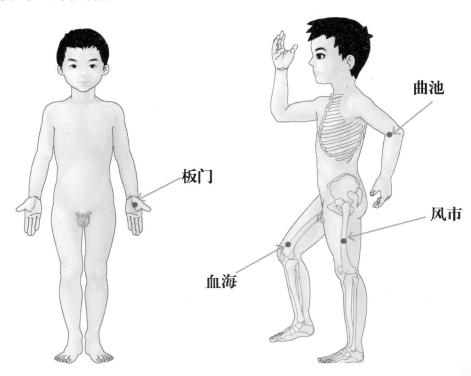

曲池

板门

风市

血海

按揉曲池3分钟

【曲池位置】位于肘横纹外侧端，屈肘，当尺泽与肱骨外上髁连线的中点。

【操作方法】用拇指指腹按揉曲池穴3分钟，以局部有酸胀感为度。

按揉板门3分钟

【板门位置】位于手掌大鱼际表面（双手拇指近侧，在手掌肌肉隆起处）。

【操作方法】用拇指指腹按揉板门穴3分钟，以局部有酸胀感为度。

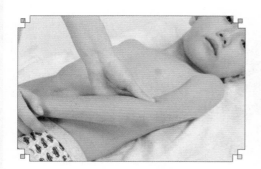

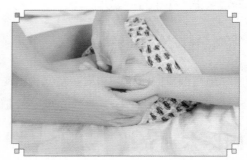

按揉风市3分钟

【风市位置】位于大腿外侧部的中线上，当腘横纹上7寸，或直立垂手时，中指尖处。

【操作方法】用拇指指腹按揉风市穴3分钟，以局部有酸胀感为度。

按揉血海3分钟

【血海位置】屈膝，位于大腿内侧，髌底内侧端上2寸，当股四头肌内侧头的隆起处。

【操作方法】用拇指指腹按揉血海穴3分钟，以局部有酸胀感为度。

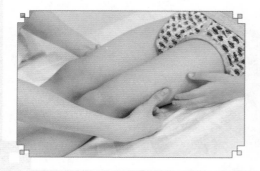

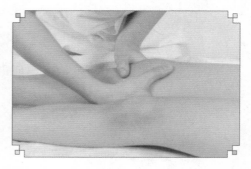

随证加减

湿热型	退六腑，按揉阴陵泉。

送给妈妈们的TIPS

日常护理

给孩子洗澡时要注意控制水温，以不超过40℃为宜，避免使用刺激性强的肥皂和沐浴液，时间最好不要超过10分钟，洗完后立刻给孩子擦干身体，涂上婴幼儿用的保湿霜。

减少皮肤感染的机会

孩子瘙痒难忍时可能会控制不住去挠小红疹，家长们要注意给孩子勤洗手、勤剪指甲。如果过敏原已知，那么要尽量避免接触；如果还没有发现，家长们必须从能想到的地方入手查找，争取早点发现过敏原。

宝宝饮食调理

意防范过敏原

如果是母乳喂养，母亲尽量避免吃容易引起过敏的食物，如海鲜。过敏体质的宝宝，不要喂食牛奶，也不要给他吃蛋黄、鱼虾类食物。

绿豆薏米汤

绿豆、薏米各30克，白糖适量。将绿豆、薏米洗净备用，锅中注入适量水，放入绿豆和薏米，大火烹煮，食材煮烂后加入白糖调味即可。

荨麻疹——好发于儿童期

荨麻疹俗称"风疹块""风疙瘩""风包"等，基本症状为全身起红色或苍白色风团，发生、消退都较快，消退后无任何痕迹，起疹时伴随瘙痒。荨麻疹既可能是一种独立的疾病，又可能是其他疾病的症状。中医认为荨麻疹为禀赋不耐，人体对某些物质过敏所致。可因卫外不固，风寒、风热之邪客于肌表；或因肠胃湿热郁于肌肤；或因气血不足，虚风内生而发病。

宝宝中招了吗？

小儿荨麻疹是变态反应所致皮肤病态反应性皮肤病，在接触过敏原的时候，会在身体不特定的部位冒出一块块形状、大小不一的红色斑块，这些产生斑块的部位会出现发痒的情形，以风团、红斑多见。

国医大师支招

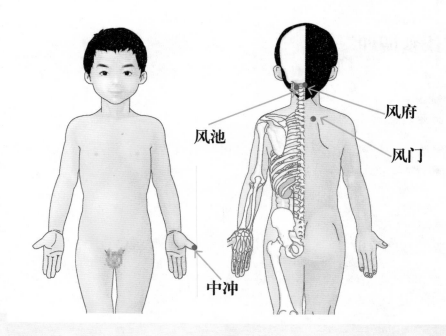

风池　风府　风门　中冲

❧ 拿捏风池2~3分钟 ❧

【风池位置】位于项部，当枕骨之下，与风府相平，胸锁乳突肌与斜方肌上端之间的凹陷处。

【操作方法】将拇指、食指相对，拿捏风池穴2~3分钟，以局部有酸胀感为度。

❧ 点揉风府2~3分钟 ❧

【风府位置】位于项部，当后发际正中直上1寸，枕外隆凸直下，两侧斜方肌之间凹陷中。

【操作方法】用拇指指腹点揉风府穴2~3分钟，以局部有酸胀感为度。

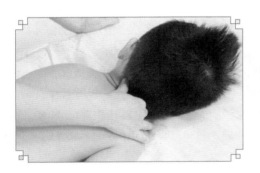

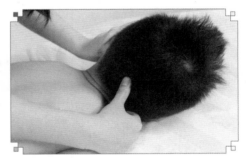

❧ 捏揉风门5~10次 ❧

【风门位置】位于背部，当第二胸椎棘突下，旁开1.5寸。

【操作方法】将拇指、食指相对，用指腹捏揉风门穴5~10次，以局部有酸痛感为度。

❧ 推按脾经3分钟 ❧

【脾经位置】位于拇指桡侧缘或拇指末节螺纹面。

【操作方法】用拇指指腹推按脾经3分钟，以局部皮肤潮红为度。

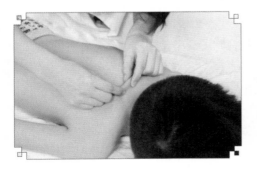

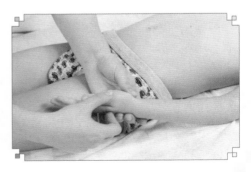

随证加减

慢性腹泻	按揉百会。

送给妈妈们的TIPS

远离过敏原

注意观察引起孩子荨麻疹的过敏原，避免再次接触，停服、停用引起过敏的药品和食物。家中要经常清扫，以防尘螨。

设置适宜的房间温度

天气炎热时可以采用开空调、放置冰块等方法降低居室温度，室温宜保持在26～28℃，同时要保持室内空气流通。

适当食用消暑品

可以为1岁以上的孩子准备一些降火消暑的食物，如西瓜、绿豆汤等，但应注意让孩子适量食用，以免引起其他病症。

宝宝饮食调理

 芪防风猪瘦肉汤

当归20克，黄芪20克，防风10克，红枣15克，猪瘦肉60克，盐适量。将当归、黄芪、防风、红枣洗净，用干净纱布包裹；猪瘦肉洗净切片。将纱布包与瘦肉片放入锅内，加适量水一起炖熟，加入盐调味，饮汤食肉。

 海鲜

主要指的是虾、螃蟹、海鱼等海洋水产品。这类食品大多咸寒而腥，对于体质过敏者，易诱发过敏性疾病。

痱子——好发于婴幼儿期、儿童期

夏季是痱子高发期，由于气温高、湿度大，出汗多又不容易蒸发，汗液潴留于皮内，引起痱子。因小儿的新陈代谢旺盛，又活泼好动，容易出汗，皮肤细嫩，故极易发生痱子。

宝宝中招了吗？

痱子多发生在头皮、前额、颈部、胸部、腋窝、大腿根等处。皮肤先出现红斑，继而出现针尖大小的疹子或水疱，感到刺痒；痱毒起初是小米大小，渐渐形成玉米粒或杏核大小的脓包；脓包慢慢变软，最后破溃，流出黄稠的脓液。

国医大师支招

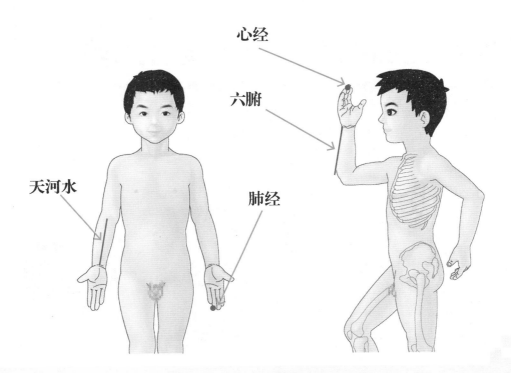

心经

六腑

天河水

肺经

❧ 清肺经100次 ❧

【肺经位置】位于无名指末节螺纹面。

【操作方法】用拇指指腹从患儿无名指指根往指尖处直推100次，以局部皮肤潮红为度。

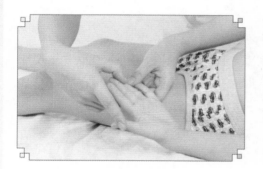

❧ 推心经100次 ❧

【心经位置】位于中指末节的螺纹面。

【操作方法】用拇指指腹从患儿中指指尖往指根处直推100次，以局部皮肤潮红为度。

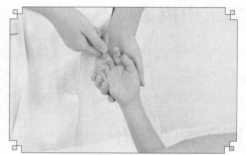

❧ 推天河水100次 ❧

【天河水位置】位于前臂正中，自腕至肘，成一直线。

【操作方法】用食指、中指指腹从患儿腕横纹处推向肘横纹处，推100次。

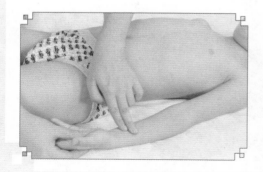

❧ 退六腑100次 ❧

【六腑位置】位于前臂外侧，阴池至肘横纹成一直线。

【操作方法】用食指、中指指腹从患儿肘横纹处推向腕横纹处，推100次。

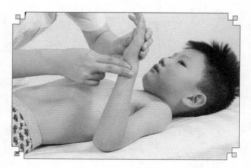

随证加减

自汗	补脾经，揉百会。

送给妈妈们的TIPS

保持身体清洁

夏季炎热，孩子又易出汗，家长要给孩子勤洗澡换衣。不要用肥皂洗澡，可用婴儿专用皂，不要对痱子区域猛烈擦拭。

保持皮肤干燥

孩子出汗后，家长要及时给孩子擦拭身体。对于年龄较小的孩子，不要一直抱着，也不要让孩子长时间或剧烈哭闹，以减少出汗。

调节室内环境

夏季吹空调时，建议将空调温度设置在26℃上下，湿度要小于60%。此外，要经常开窗透气，让新鲜的空气环绕在孩子的周围。

宝宝饮食调理

蜂蜜银花茶

取蜂蜜、金银花适量。将金银花放入水中，煮开，然后将金银花捞出不用，把水放凉，然后加入蜂蜜给孩子喝。金银花具有清热解毒的作用，对预防痱子很有效果。

绿豆海带汤

取绿豆、海带适量。将绿豆洗净备用，把海带洗净切成丝，将两种食材一同放入锅中，加入水，开火，煮开，然后小火再煮一下即可食用。

疝气——好发于婴幼儿期、儿童期

疝气是指人体内某个脏器或组织离开其正常解剖位置，通过先天或后天形成的薄弱点、缺损或孔隙进入另一部位。小儿疝气主要包括先天性的腹股沟疝和脐疝两种，一般由用力咳嗽、排便、排尿、哭闹、剧烈运动等引起。

宝宝中招了吗？

通常在小孩哭闹、剧烈运动、大便干结时，在腹股沟处会有一突起块状肿物，有时会延伸至阴囊或阴唇部位，在平躺或用手按压时会自行消失。一旦疝块发生嵌顿（疝气包块无法回纳）则会出现腹痛、恶心、呕吐、发热、厌食或哭闹。

国医大师支招

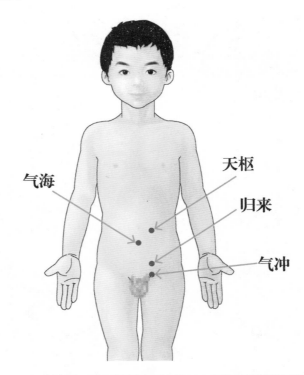

按压天枢1分钟

【天枢位置】位于腹中部，脐中旁开2寸。

【操作方法】用拇指指腹按压天枢穴1分钟，以局部有酸胀感为度。

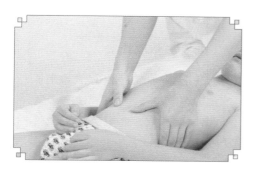

按压气海1分钟

【气海位置】位于下腹部，前正中线上，当脐中下1.5寸。

【操作方法】用拇指或食指、中指指腹按压气海1分钟，以局部有酸胀感为度。

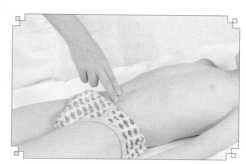

按压气冲1分钟

【气冲位置】位于腹股沟稍上方，当脐下5寸，距前正中线2寸。

【操作方法】用拇指指腹按压气冲1分钟，以局部有酸胀感为度。

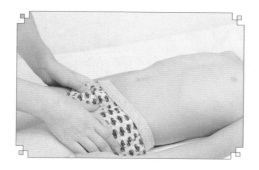

按压归来1分钟

【归来位置】位于下腹部，当脐中下4寸，距前正中线2寸。

【操作方法】用掌心按压归来1分钟，以局部有酸胀感为度。

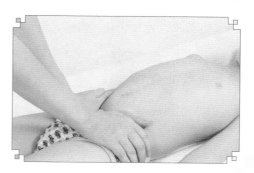

随证加减

寒疝	推大椎，补肺经。

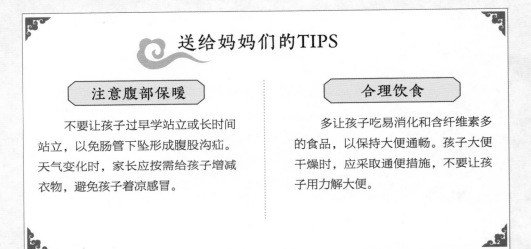

送给妈妈们的TIPS

注意腹部保暖

不要让孩子过早学站立或长时间站立，以免肠管下坠形成腹股沟疝。天气变化时，家长应按需给孩子增减衣物，避免孩子着凉感冒。

合理饮食

多让孩子吃易消化和含纤维素多的食品，以保持大便通畅。孩子大便干燥时，应采取通便措施，不要让孩子用力解大便。

宝宝饮食调理

宜 清润食物

要替患儿进补，必须选择清润又不太寒凉且破气的食物，例如菠菜、土豆、胡萝卜、西红柿、木耳、藕、青鱼、鲢鱼等食物。

忌 易胀气的食物

绿豆、白菜、黄豆芽、白萝卜、青萝卜等蔬菜，橙子、雪梨等水果，薯片、虾条等油腻煎炸的食物，鸡蛋、红薯、花生、豆类等。

鼻炎——好发于儿童期

　　小儿鼻炎从发病的急缓及病程的长短来说，可分为急性鼻炎和慢性鼻炎。另外还有一种过敏性鼻炎，与外界环境有关。

宝宝中招了吗?

　　慢性鼻炎以鼻塞、嗅觉失灵为特征，慢性单纯性鼻炎白天活动时鼻塞减轻，而夜间、静坐时鼻塞加重；急性鼻炎起病时有轻度恶寒发热，全身不适，鼻咽部灼热感，鼻内发干、发痒、打喷嚏，1～2日后渐有鼻塞，流大量清水样鼻涕，嗅觉减退，头痛；而过敏性鼻炎则为反复发作性鼻痒，打喷嚏，流大量清涕，以及发作时鼻黏膜苍白，呈季节性或常年性发作。

国医大师支招

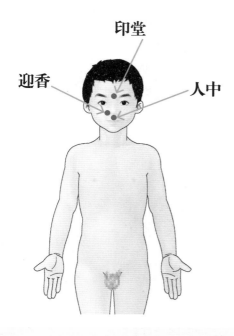

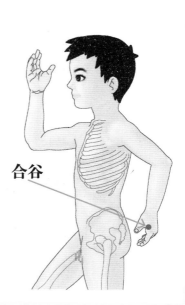

❧ 点按人中1~3分钟 ❧

【人中位置】位于面部，当人中沟的上1/3 与中1/3 的交点处。

【操作方法】用拇指指端点按人中1～3分钟，以局部有酸胀感为度。

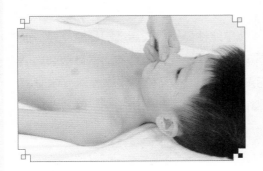

❧ 按压印堂1分钟 ❧

【印堂位置】位于额部，当两眉头之中间处。

【操作方法】将食指、中指并拢，用指腹按压印堂1分钟，以局部皮肤潮红为度。

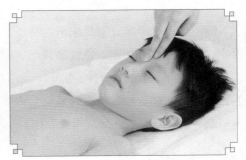

❧ 推擦迎香1~2分钟 ❧

【迎香位置】位于鼻翼外缘中点旁，当鼻唇沟中。

【操作方法】用拇指指腹从鼻梁两侧至迎香，从上向下推擦1～2分钟，以局部产生热感为度。

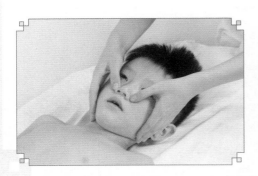

❧ 按揉合谷1~3分钟 ❧

【合谷位置】位于手背，第一、二掌骨间，当第二掌骨桡侧的中点处。

【操作方法】用拇指指腹以顺时针方向按揉合谷1～3分钟，以局部有酸胀感为度。

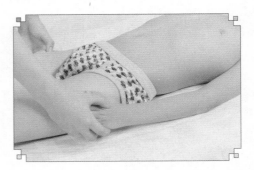

随证加减

风寒犯肺型	按风池，清肺经，掐外劳宫。

送给妈妈们的TIPS

杜绝过敏原

治疗过敏性鼻炎还应着重放在预防上，远离过敏原，避免接触毛皮、地毯、羽绒制品，如不用羽绒枕头、羽绒被和席梦思床垫等。

保持鼻腔湿润

日常多给孩子喝白开水，以利于缓解鼻炎。如果鼻腔分泌物过多，可以用热水、蒸汽雾化熏鼻，家长还可以经常用生理盐水给孩子洗鼻。

宝宝饮食调理

精茅根茶

黄精50克，白茅根30克。将黄精、白茅根一同研成细末，每次取5~7克，放入杯中，用开水冲泡，静置5分钟，至药材析出有效成分，代茶饮用，每日2次，有益于鼻炎的治疗。

麻蜂蜜粥

黑芝麻50克，粳米200克，蜂蜜50克。先将黑芝麻炒熟，研成细末；用慢火熬粳米，待米开花后，加入芝麻末和蜂蜜，熬至粥成，早晚食用。

佝偻病（维生素D缺乏病）——好发于婴幼儿期

佝偻病（维生素D缺乏病）是由于日晒少（皮肤经紫外线照射后，可使维生素D前体转变为有效的维生素D）、摄入不足（奶、蛋、肝、鱼等食物）、吸收障碍（小肠疾病）及需要量增加（小儿、孕妇、乳母）等因素，使体内维生素D不足而引起的全身性钙、磷代谢失常和骨骼改变。其突出的表现是小儿的佝偻病和成人的骨软化症并伴有骨质疏松症，同时影响神经、肌肉、造血、免疫等组织器官的功能，严重影响儿童的生长发育。

宝宝中招了吗？

佝偻病主要表现为精神神经症状。小儿易激惹、烦躁、睡眠不安、夜啼、夜哭、多汗，由于汗水刺激，睡时经常摇头擦枕，以致枕后脱发（枕秃）。随着病情进展，出现肌张力低下，关节韧带松懈，腹部膨大如蛙腹。患儿动作发育迟缓，独立行走较晚。重症佝偻病常伴贫血、肝脾肿大，营养不良，免疫力减弱，易患腹泻、肺炎。血钙过低，可出现低钙抽筋，面部及手足肌肉抽搐或全身惊厥，发作短暂约数分钟即停止，但亦可间歇性频繁发作，严重的惊厥可因喉痉挛引起窒息。

国医大师支招

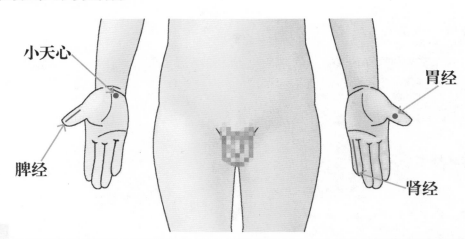

小天心

脾经

胃经

肾经

❧ 补脾经100次 ❧

【脾经位置】位于拇指桡侧缘或拇指末节螺纹面。

【操作方法】用拇指螺纹面贴穴位上，循拇指桡侧边缘向指根直推100次。

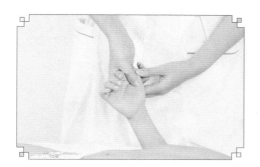

❧ 补胃经100次 ❧

【胃经位置】位于拇指掌侧第一指节。

【操作方法】用拇指指端螺纹面贴穴位上，做旋推，反复操作100次。

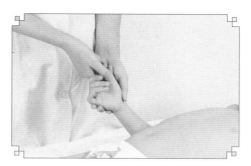

❧ 补肾经100次 ❧

【肾经位置】位于小指末节的螺纹面。

【操作方法】用拇指指端螺纹面贴穴位上，由指尖向指根方向直推，反复操作100次。

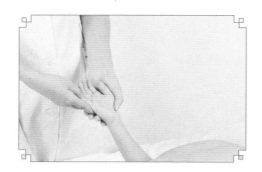

❧ 揉捣掐小天心10次 ❧

【小天心位置】位于大小鱼际交界处凹陷中，内劳宫之上，总筋之下。

【操作方法】用拇指指端螺纹面贴穴位上，做按揉、捣、掐动作，反复操作10次。

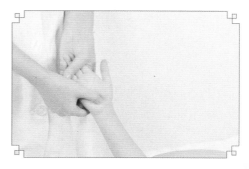

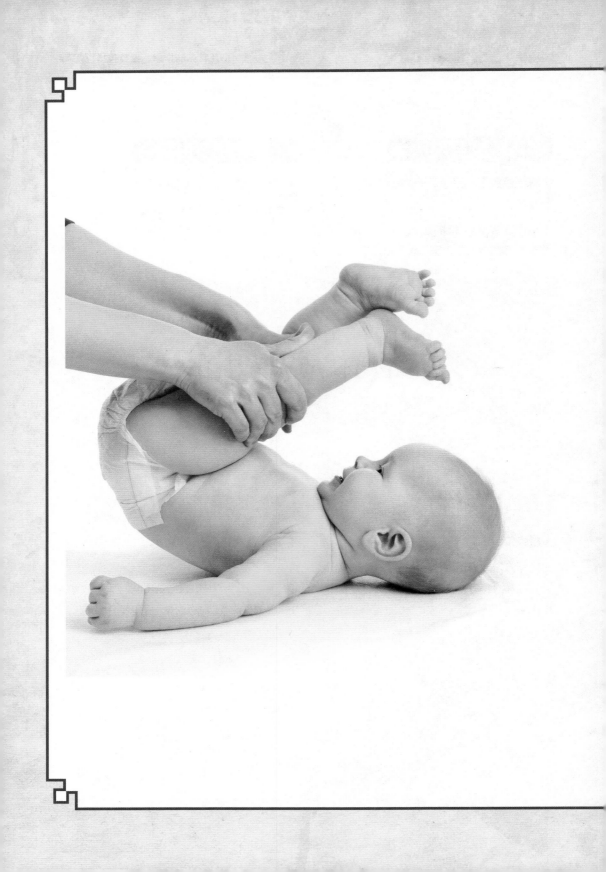

第四章
不同体质小儿的
推拿方法

中医向来讲究"辨证施治"，就是说祛病健体要根据每个人的不同情况来进行，同样，给孩子进行经络推拿也要根据体质采取正确的推拿调理方法。如果父母平时给孩子做一些调理体质的推拿，可以有效地增强宝宝的抵抗力。

气虚体质的推拿法

体质自测

季节交替或天气变化较大时，容易引发感冒、过敏等疾病。	◎是 ◎否
形体消瘦或偏胖，说话声音低微，气息细弱，夜间呼吸时喉间嗤嗤声响。	◎是 ◎否
面色苍白，容易出汗，活动的时候出汗更明显。	◎是 ◎否
抵抗力较差，容易生病，病后恢复比较慢。	◎是 ◎否
平时鼻腔常干燥，天气冷时清涕较多。	◎是 ◎否
不爱说话，人多的场合容易怯场。	◎是 ◎否
咳嗽无力，整个人看起来很虚弱，没有血色。	◎是 ◎否

分析结果：若选项有四项以上为是，则为气虚体质或偏于气虚体质。

具体表现

形体消瘦或偏胖，面色白，声音低怯，气息细弱，眼睑水肿，皮肤不温或干燥，喉间常有痰液，夜间呼吸时喉间有痰鸣或嗤嗤声响，平时易感冒，且反复感冒，食量小，易出汗，鼻子干燥或遇冷时清涕较多，环境变化时适应能力较差，易感冒、过敏。

发病倾向

季节交替或天气变化时，易引发感冒、过敏和皮肤病等。

推三关100~300次

用食指、中指两指指腹从小儿手腕推向肘部，推100~300次为宜。

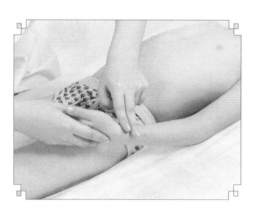

提拿风池20次

用拇指、食指用力提拿风池穴，有节奏地一紧一松20次，力度适中，速度均匀。

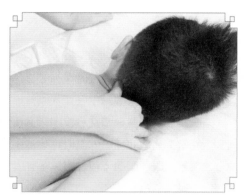

推坎宫30~50次

用双手拇指从眉心推至眉梢，推摩坎宫穴30~50次，力度由轻至重，以眉心微微发红为度。

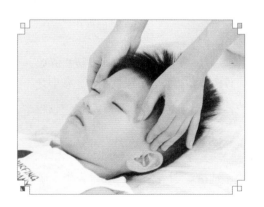

补肺经100~500次

拇指指腹顺时针旋转推动小儿的无名指末节螺纹面，推100~500次，施力时保持均匀的力度与速度。

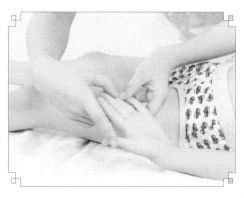

肝火旺体质的推拿法

体质自测

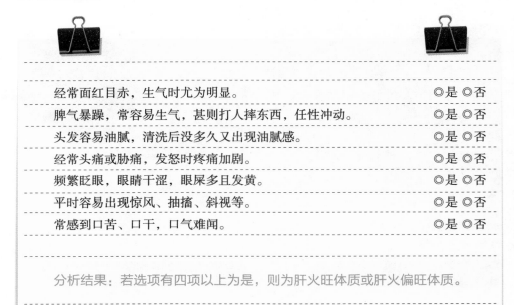

经常面红目赤，生气时尤为明显。	◎是 ◎否
脾气暴躁，常容易生气，甚则打人摔东西，任性冲动。	◎是 ◎否
头发容易油腻，清洗后没多久又出现油腻感。	◎是 ◎否
经常头痛或胁痛，发怒时疼痛加剧。	◎是 ◎否
频繁眨眼，眼睛干涩，眼屎多且发黄。	◎是 ◎否
平时容易出现惊风、抽搐、斜视等。	◎是 ◎否
常感到口苦、口干，口气难闻。	◎是 ◎否

分析结果：若选项有四项以上为是，则为肝火旺体质或肝火偏旺体质。

具体表现

盗汗，面红目赤，头发油腻，头屑多，鼻梁色青，口唇青紫，口苦口干，挤眉弄眼，频繁眨眼，眼屎多，吐舌弄舌，夜卧难安，频频转换睡姿，心烦，躁扰不宁，常磨牙，听力下降，大便色青，小便短赤，反复口腔溃疡。

发病倾向

易患肝风内动或肝火上炎或目系疾病，如惊风、抽搐、弱视、结膜炎、头痛、眩晕等病症。

捣揉小天心100次

以中指指尖或屈曲的指关节捣小天心穴3~5次，再用拇指指腹揉小天心100次。

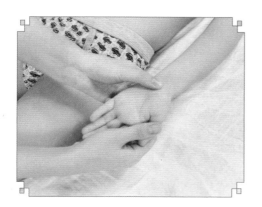

清肝经100~200次

用拇指指腹由食指掌面末节指纹推向指尖100~200次。

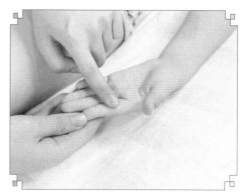

掐按太冲1~3分钟

以拇指指尖掐按太冲穴1~3分钟，力度适中，再用相同的方法掐按另一侧太冲穴。

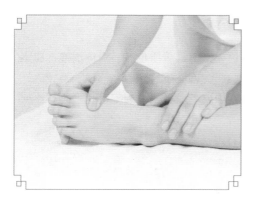

分推胁肋80~100次

将手掌平伏按于胁肋后，以均衡的压力抹向天枢穴，对侧以同样手法操作。操作80~100次。

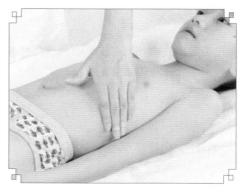

脾虚体质的推拿法

体质自测

说话少，懒得说话，遇事不主动，不喜欢运动。	◎是 ◎否
面色萎黄，水肿或身体消瘦，四肢不温。	◎是 ◎否
唇色、指甲、舌质颜色淡，容易有地图舌。	◎是 ◎否
不爱吃饭，或饭量小，对食谱的变化难以适应，容易腹胀， 大便稀溏不成形。	◎是 ◎否
容易发生肠胃、消化方面的病症，如腹泻、打嗝、消化不良等。	◎是 ◎否
经常流口水，且口水清稀。	◎是 ◎否
睡觉时眼睛露缝，好像总是闭不合。	◎是 ◎否

分析结果：若选项有四项以上为是，则为脾虚体质或偏于脾虚体质。

具体表现

面色萎黄，或面部有白斑，眼周或见肿胀，唇色、指甲、舌质色淡，身体消瘦，肌肉松散不实，或身体水肿，腹部凹陷如舟，容易腹胀，四肢痿软无力、不温，易疲乏，不爱运动，易出汗，流涎多，食欲不振，大便常稀溏不成形或泄泻不消化食物，小便短少。

发病倾向

易患脾胃肠道方面的病症，如消化不良、腹泻、呕吐、肠炎等。

补脾经100~200次

将拇指屈曲，循拇指桡侧缘由孩子的指尖向指根方向直推100~200次。

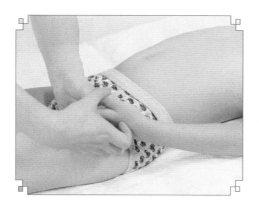

运内八卦100~200次

用食指、中指两指指腹按压在掌心上，顺时针运揉100~200次。

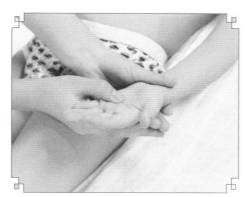

揉按足三里50~100次

用拇指指腹用力按压足三里穴一下，再顺时针揉三下，操作50~100次。

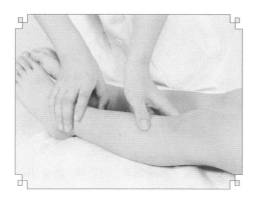

捏脊50~100次

以两手拇指置于脊柱两侧，从下向上推进，边推边以食指、中指捏拿起脊旁皮肤，操作50~100次。

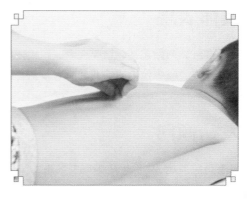

心火旺体质的推拿法

体质自测

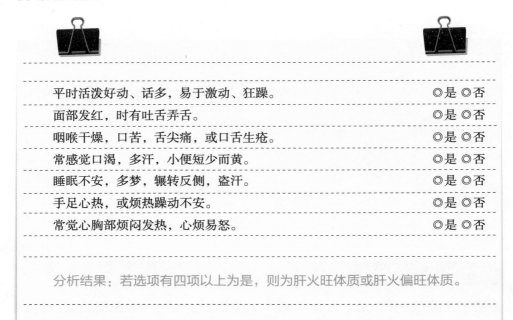

平时活泼好动、话多，易于激动、狂躁。	◎是 ◎否
面部发红，时有吐舌弄舌。	◎是 ◎否
咽喉干燥，口苦，舌尖痛，或口舌生疮。	◎是 ◎否
常感觉口渴，多汗，小便短少而黄。	◎是 ◎否
睡眠不安，多梦，辗转反侧，盗汗。	◎是 ◎否
手足心热，或烦热躁动不安。	◎是 ◎否
常觉心胸部烦闷发热，心烦易怒。	◎是 ◎否

分析结果：若选项有四项以上为是，则为肝火旺体质或肝火偏旺体质。

具体表现

颜面潮红，两颧尤甚，结膜充血，扁桃体红肿，咽喉干燥不爽，口渴、饮水多，心烦，夜卧不安，睡中惊惕或啼哭，时有梦话，多汗，小便短少而黄。活泼好动，喜笑颜开，话语多。

发病倾向

易患口腔溃疡、口舌生疮等口腔疾患，小便疼痛、血尿等泌尿系统疾病，冠心病、高血压、高脂血症等心血管疾病。

❧ 清心经100~200次 ❧

以拇指指腹自中指根横纹处推向指尖，推100~200次。

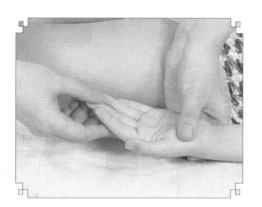

❧ 打马过河20次 ❧

用拇指指腹运内劳宫，再以食指、中指指端沿着天河水向上拍打至洪池为一次，拍打20次。

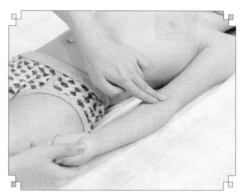

❧ 黄蜂入洞50次 ❧

用中指的指端着力，紧贴在患儿两鼻翼内侧下缘处，以腕关节为主动，带动着力部分做不间断的揉动50次。

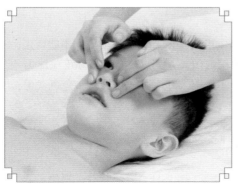

❧ 退六腑100次 ❧

用拇指指腹自肘推向腕，推100次，力度由轻至重，再由重至轻。

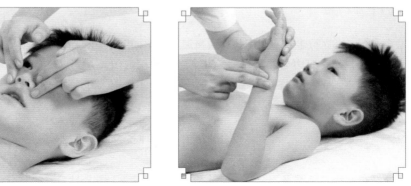

肾虚体质的推拿法

体质自测

站立、行走、出牙、说话等发育明显弱于同龄儿童。	◎是 ◎否
头项软弱下垂，咀嚼无力，常流口水，肌肉松软无力等。	◎是 ◎否
容易感冒，且常反复感冒，时常咳嗽。	◎是 ◎否
频繁尿床，甚至3岁后还经常尿床。	◎是 ◎否
常感觉全身倦怠乏力。	◎是 ◎否
头脑不清醒，注意力难以集中，记忆力减退。	◎是 ◎否
经常说梦话，或睡着后易惊醒。	◎是 ◎否

分析结果：若选项有四项以上为是，则为肾虚体质或偏于肾虚体质。

具体表现

发育迟缓，坐立行走及牙齿生长均明显迟于正常同龄小儿，甚者四五岁后尚不能行走；头、颈、四肢、肌肉与胃口较同龄儿童差；囟门迟闭，方头；智力水平和反应能力均较正常儿童差；没精打采，神情呆滞，注意力不集中；耳不聪，目不明；面色灰黑，眶周黑，汗多，小便多，遗尿，身材瘦小，唇甲色淡。

发病倾向

男性易患阳痿、早泄等，女性易患月经不调、闭经等，及盗汗、耳鸣耳聋、视物不清、水肿、肾炎等病症。

补肾经100次

用拇指螺纹面顺时针旋转推动小指螺纹面100次。

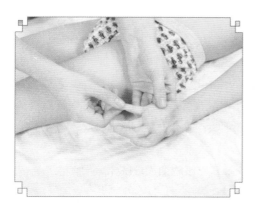

直擦腰骶50次

将手掌置于腰部，用掌根部横擦腰骶50次，以局部透热为度。

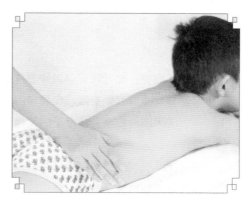

揉肾俞130次

用拇指指腹点按肾俞穴30次，以顺时针的方向揉按50次，再以逆时针的方向揉按50次。

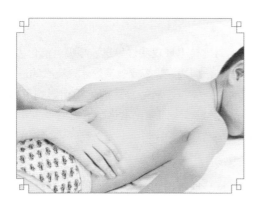

揉关元1~3分钟

搓热掌心，用掌心顺时针揉按关元穴1~3分钟，以局部皮肤潮红为度。

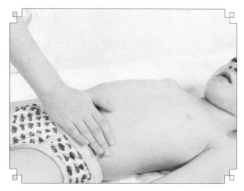

过敏体质的推拿法

体质自测

有家族病史：父母或兄弟姐妹有过敏史。	◎是 ◎否
因容易气喘而不愿走路或爬楼梯。	◎是 ◎否
经常无原因地咳嗽，咳嗽呈阵发性刺激性干咳，或有少量白色泡沫样痰。	◎是 ◎否
经常揉眼睛、流鼻涕、抠鼻孔、打喷嚏、鼻塞、眼睛四周皮肤痒。	◎是 ◎否
皮肤常有瘙痒症状并起红色斑疹，常反复发作。	◎是 ◎否
在吸入烟雾或油漆、敌敌畏等化学气味时咳嗽会加重，常在晚上或凌晨发作。	◎是 ◎否
出现慢性呕吐或拒食，进食后出现恶心和呕吐、腹痛或痉挛等。	◎是 ◎否

分析结果：若选项有四项以上为是，则为过敏体质或易过敏体质。

具体表现

环境、气候、季节、食谱、衣饰、日常用品等改变时，易出现皮肤、鼻息、呼吸、消化、血管和血液等的异常改变。皮肤多出现瘙痒、疹子、丘疹块、紫癜或破溃流水、流脓等；鼻息与呼吸多表现为咳嗽、喉痒、哮喘、流清涕、打喷嚏、鼻塞等；消化受到影响可见恶心、呕吐、腹痛、腹泻等；血管及血液的异常则表现为面赤、发热、蛋白尿等。

发病倾向

易患过敏性疾病，如湿疹、哮喘、过敏性鼻炎、过敏性腹泻、过敏性紫癜、花粉症、药物过敏等。

补肺经100次

拇指指腹顺时针旋转推动小儿的无名指末节螺纹面100次。

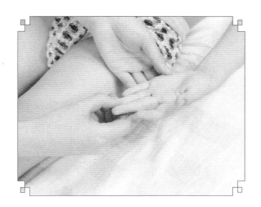

揉风门20~30次

用食指、中指两指指腹按压在风门穴上，以顺时针的方向揉按20~30次。

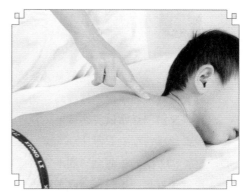

捏脊50~100次

以两手拇指置于脊柱两侧，从下向上推进，边推边以食指、中指捏拿起脊旁皮肤，操作50~100次。

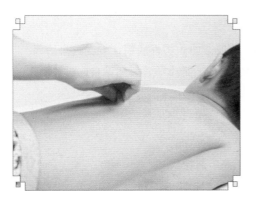

退六腑100次

用拇指指腹自肘推向腕，推100次，力度由轻至重，再由重至轻。

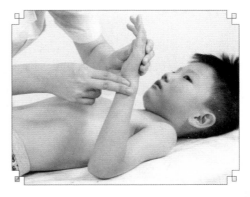

阳虚体质的推拿法

体质自测

经常手脚发凉，在炎热的夏天手脚也是冰凉的。	◎是 ◎否
肚子、背部或腰膝部怕冷。	◎是 ◎否
容易感冒，且常反复感冒。	◎是 ◎否
经常怕冷，穿的衣服比别人多。	◎是 ◎否
吃（喝）凉的东西会感到不舒服或者怕吃（喝）凉的东西。	◎是 ◎否
经常很安静，不想说话或者懒得说话。	◎是 ◎否
排尿次数频繁，天气寒冷时更明显。	◎是 ◎否

分析结果：若选项有四项以上为是，则为阳虚体质或偏于阳虚体质。

具体表现

疲倦怕冷，四肢冰冷、唇色苍白，少气懒言，嗜睡乏力，男性遗精，女性白带清稀，易腹泻，排尿次数频繁，性欲衰退，畏冷，手足不温，易出汗，喜热饮食，精神不振，睡眠偏多。

发病倾向

易患感冒、自汗、水肿、咳喘、遗尿、便秘、消渴等病症。

掌摩神阙100~200次

将手掌搓热后，以掌面在腹部皮肤表面做顺时针回旋性的摩动，摩100~200次。

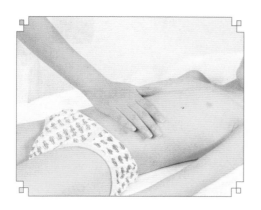

掌揉气海100~200次

将掌心置于气海上，用力揉动局部皮肤100~200次。

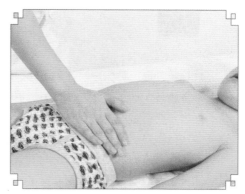

推揉关元2~3分钟

将手掌搓热后，用手掌根部推揉关元穴2~3分钟。

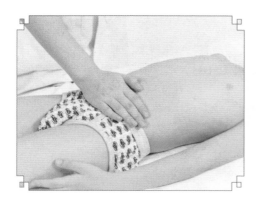

揉按命门100~200次

将拇指指腹置于命门穴上，稍用力揉按100~200次。

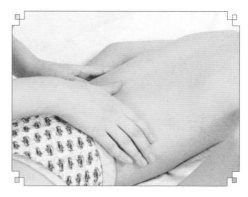

阴虚体质的推拿法

体质自测

性格较外向，活泼好动，闲不住，遇事容易着急不冷静。	◎是 ◎否
形体消瘦，两颧潮红，像打了重重的腮红。	◎是 ◎否
体温正常，但经常感觉身体发热，午后到傍晚尤为明显。	◎是 ◎否
耐冷不耐热，手足心胸口发热，喜欢接触冰凉的物体，喜欢喝冷饮。	◎是 ◎否
晚上睡觉经常出汗，严重时枕头、床单都湿透了。	◎是 ◎否
头发、皮肤干枯，没有光泽，经常感觉口干。	◎是 ◎否
大便常干燥，小便短少而颜色发黄。	◎是 ◎否

分析结果：若选项有四项以上为是，则为阴虚体质或偏于阴虚体质。

具体表现

形体消瘦，两颧潮红，手足心热，潮热盗汗，心烦易怒，口干唇燥，干咳，痰少黏白，或痰中带血丝，咽喉干燥，眼睛干涩，头发、皮肤干枯，不思饮食，大便硬结，小便短少而黄，舌干红、少苔，甚至光滑无苔。

发病倾向

易患虚劳、失眠、便秘、干燥综合征、高血压等病症。

掐揉二马50次

用拇指指尖重掐二马穴5次,再用拇指指腹揉二马穴50次,按揉时要带动皮下组织,以局部有酸胀感为宜。

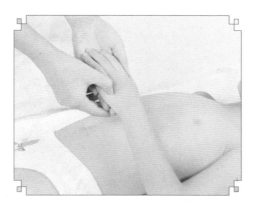

运内劳宫10~30次

以拇指指腹自小儿小指根起,经掌小横纹、小天心穴运至内劳宫穴10~30次。

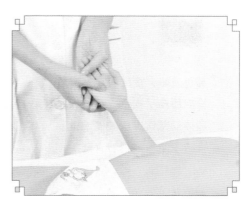

掌揉气海、关元100次

将掌心置于气海穴、关元穴上,以顺时针的方向揉按100次。

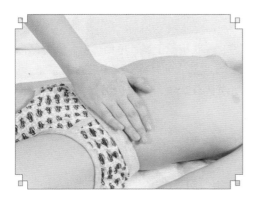

搓擦涌泉50次

以手掌大鱼际搓擦涌泉穴50次,以皮肤透热为度。

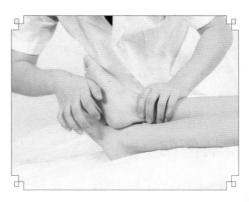

血瘀体质的推拿法

体质自测

面色发暗，皮肤有色素沉着。	◎是 ◎否
皮肤粗糙呈褐色，易干燥，甚则干裂发痒。	◎是 ◎否
肢体局部常出现肿痛或青紫。	◎是 ◎否
口唇发暗，或口唇青紫。	◎是 ◎否
时有胃痛或腹痛，入夜尤甚。	◎是 ◎否
大便时色黑如柏油。	◎是 ◎否
腹部青筋外露，或下肢青筋胀痛。	◎是 ◎否

分析结果：若选项有四项以上为是，则为血瘀体质或偏于血瘀体质。

具体表现

身体消瘦，面色发暗发黑，皮肤暗沉、有色素沉着，皮肤粗糙干燥、角化过度，呈褐色，如鳞状，或有紫斑，或肌肤有微小血脉丝状如缕，或腹部青筋外露，或下肢青筋胀痛，口唇指甲颜色紫暗。刷牙时牙龈容易出血，眼睛经常有红丝，大便色黑如柏油，舌质紫暗，或见瘀斑瘀点。

发病倾向

易患出血性疾病，如流鼻血、便血等；易患中风、冠心病等疾病。

揉按血海50次

用拇指指腹揉按血海穴50次，以顺时针方向揉按，着力由轻渐渐加重，再由重渐渐减轻。

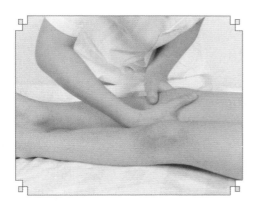

揉按三阴交30次

用拇指指腹揉按三阴交穴30次，以局部有酸痛感为宜。

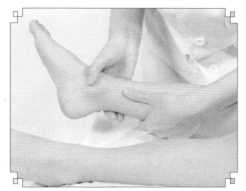

揉按肝俞20~60次

用拇指指腹顺时针揉按肝俞穴10~30次，再逆时针揉按10~30次，力度由轻至重，再由重至轻。

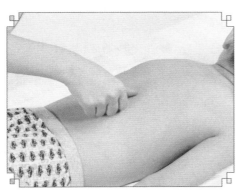

点按太冲60~80次

用拇指指腹点按太冲穴10~30次，再用拇指指腹揉按50次。

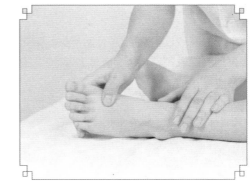

痰湿体质的推拿法

体质自测

体形肥胖臃肿，腹部肥满。	◎是 ◎否
喜欢吃肥甘厚味，如肥肉、甜食、味道厚腻的食物。	◎是 ◎否
容易困倦，身体沉重不爽，动作迟缓。	◎是 ◎否
常觉得胸闷，气喘，上气不接下气。	◎是 ◎否
咳嗽反复发作，痰多，痰黏腻或稠厚成块。	◎是 ◎否
进食量少，腹部感觉似有东西堵塞不通，进食后更明显。	◎是 ◎否
头脑昏沉，像有层布蒙住了头，总觉得睡不够、睡不醒。	◎是 ◎否

分析结果：若选项有四项以上为是，则为痰湿体质或偏于痰湿体质。

具体表现

体形肥胖臃肿，身体沉重，行动不便，四肢倦怠，动作迟缓，腹部肥满，腹胀，胸闷，气短，痰多或黏腻或稠厚成块，鼻流浊涕，口中黏滞、流涎，喜食肥甘厚腻，食少多睡困乏，大便多不成形。

发病倾向

易患水肿、哮喘、肥胖、抑郁症、冠心病、高血压、高脂血症、糖尿病等病症。

꒰ 分推膻中30~50次 ꒱

用食指、中指二指从膻中穴向两边分推至乳头处30～50次。

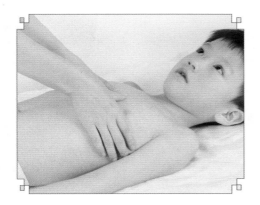

꒰ 掌揉中脘100~200次 ꒱

用手掌紧贴中脘穴揉动，幅度逐渐扩大，揉按100～200次。

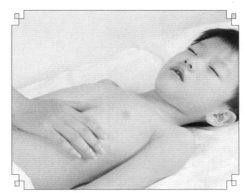

꒰ 揉按丰隆60~100次 ꒱

用拇指指腹按压在丰隆穴上，顺时针揉按30～50次，再逆时针揉按30～50次。

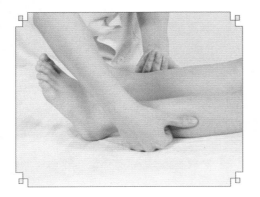

꒰ 揉按脾俞100~200次 ꒱

用拇指指腹顺时针揉按脾俞穴50～100次，再逆时针揉按50～100次，力度由轻至重，再由重至轻。

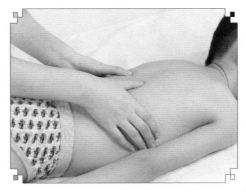

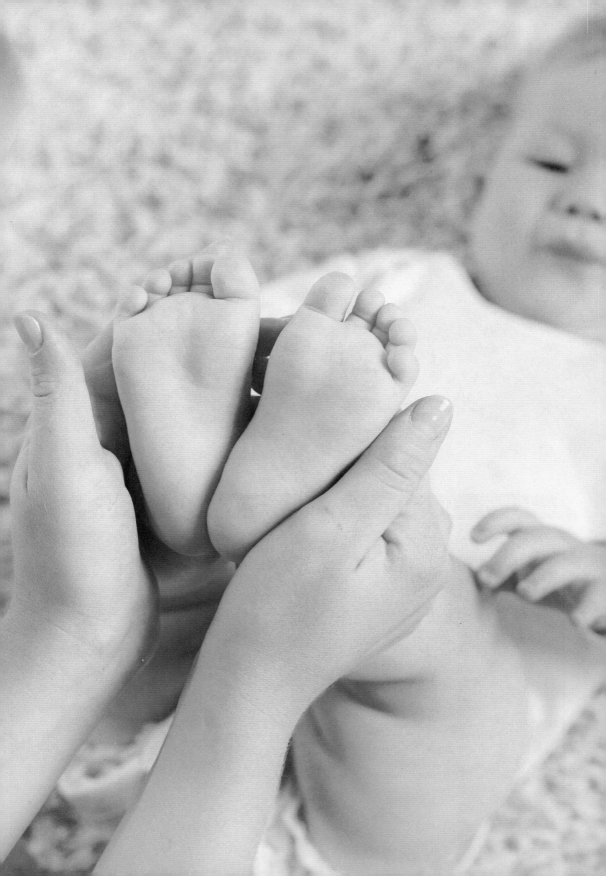